M. Betzler · H. W. Kniemeyer
Herausgeber

Gefäßchirurgie aktuell

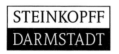

Prof. Dr. med. M. Betzler
Alfried Krupp von Bohlen und Halbach
Krankenhaus gem. GmbH
Alfried-Krupp-Straße 21
45117 Essen-Rüttenscheid

Prof. Dr. med. H. W. Kniemeyer
Abteilung Gefäßchirurgie
Elisabeth-Krankenhaus
Moltkestraße 61
45138 Essen

ISBN 3-7985-1374-0 Steinkopff Verlag Darmstadt

Bibliografische Information der Deutschen Bibliothek
Die Deutsche Bibliothek verzeichnet diese Publikation in der Deutschen Nationalbibliografie;
detaillierte bibliografische Daten sind im Internet über http://dnb.ddb.de abrufbar.

Dieses Werk ist urheberrechtlich geschützt. Die dadurch begründeten Rechte, insbesondere die
der Übersetzung, des Nachdrucks, des Vortrags, der Entnahme von Abbildungen und Tabellen,
der Funksendung, der Mikroverfilmung oder der Vervielfältigung auf anderen Wegen und der
Speicherung in Datenverarbeitungsanlagen, bleiben, auch bei nur auszugsweiser Verwertung,
vorbehalten. Eine Vervielfältigung dieses Werkes oder von Teilen dieses Werkes ist auch im Einzelfall nur in den Grenzen der gesetzlichen Bestimmungen des Urheberrechtsgesetzes der
Bundesrepublik Deutschland vom 9. September 1965 in der jeweils geltenden Fassung zulässig.
Sie ist grundsätzlich vergütungspflichtig. Zuwiderhandlungen unterliegen den Strafbestimmungen des Urheberrechtsgesetzes.

Steinkopff Verlag Darmstadt
ein Unternehmen der BertelsmannSpringer Science+Business Media GmbH

http://www.steinkopff.springer.de

© Steinkopff Verlag Darmstadt 2003
Printed in Germany

Die Wiedergabe von Gebrauchsnamen, Handelsnamen, Warenbezeichnungen usw. in diesem
Werk berechtigt auch ohne besondere Kennzeichnung nicht zu der Annahme, dass solche
Namen im Sinne der Warenzeichen- und Markenschutz-Gesetzgebung als frei zu betrachten
wären und daher von jedermann benutzt werden dürften.

Produkthaftung: Für Angaben über Dosierungsanweisungen und Applikationsformen kann
vom Verlag keine Gewähr übernommen werden. Derartige Angaben müssen vom jeweiligen
Anwender im Einzelfall anhand anderer Literaturstellen auf ihre Richtigkeit überprüft werden.

Redaktion: Sabine Ibkendanz – Herstellung: Heinz J. Schäfer
Umschlaggestaltung: Erich Kirchner, Heidelberg
Satz: Typoservice, Griesheim
Druck: Betz-Druck, Darmstadt – Bindearbeiten: Schäffer, Grünstadt

SPIN 10885046   85/7231 – 5 4 3 2 1 0 – Gedruckt auf säurefreiem Papier

Vorwort

Das 16. Titisee-Symposium hatte wie die vorausgegangenen Symposien das Ziel, durch renommierte Referenten relevante Themen darstellen und diskutieren zu lassen. Dabei sollten klinikrelevante, berufspolitisch-organisatorische aber auch perspektivische Aspekte Berücksichtigung finden.

Diesem Anspruch wird unter dem Generalthema „Gefäßchirurgie aktuell" mit den folgenden Themenblöcken – Stellenwert des Kollateralkreislaufes bei der arteriellen Verschlusskrankheit, Leitlinien in der Angiologie und Gefäßchirurgie sowie Neue Entwicklungen / Neue Techniken der Angiologie und Gefäßchirurgie – Rechnung getragen.

Bei der Indikation, Planung und Technik arterieller Rekonstruktionen bei AVK besitzt die Respektierung des Kollateralkreislaufes eine große Bedeutung; dies betrifft sowohl das supraaortale Stromgebiet wie auch die Becken- und Oberschenkelachse. Daneben bestehen Möglichkeiten der medikamentösen Beeinflussung des peripheren Kollateralkreislaufs.

Der zweite Themenblock umfasst die Leitlinienproblematik. Neben einer Definition von Leitlinien (wichtige Abgrenzung gegenüber Richtlinien und Standards!) wird zunächst eine Beurteilung unter juristischen Aspekten vorgenommen. Die klinikspezifischen deutschen Erfahrungen wurden jenen aus der Schweiz und Österreich gegenübergestellt. Resümierend lässt sich feststellen, dass dabei jeder von jedem lernen kann.

Im letzten Kapitel – Neue Entwicklungen / Neue Techniken in der Gefäßchirurgie erfolgt eine kritische Status-quo-Analyse zu Materialien (Bioprothesen, Stentprothesen) wie auch zu gentechnologischen Therapieansätzen (therapeutische Angiogenese).

Mit den gewählten Themen soll auch der interdisziplinäre – angiologisch-gefäßchirurgische – Behandlungsansatz betont werden, der zukünftig bei der Etablierung von so genannten Gefäßzentren eine sinnvolle Grundvoraussetzung darstellt.

Die Beiträge dokumentieren nicht nur klinisch-wissenschaftliche Fortschritte und internationalen Erfahrungsaustausch, sondern auch die kritische Auseinandersetzung mit Entwicklungen im konservativ-medikamentösen, interventionellen und operationstechnischen/-taktischen Vorgehen. In allen Beiträgen wird die Bedeutung für den Klinikalltag reflektiert.

Der Firma Boston Scientific ist zu danken, dass sie erneut die

Rahmenbedingungen für einen intensiven Erfahrungsaustausch am Ende zum Wohl der Patienten ermöglicht hat.

Essen, im September 2002   Prof. Dr. med. M. Betzler
                                  Prof. Dr. med. H. W. Kniemeyer

Inhaltsverzeichnis

Vorwort V

Stellenwert des Kollateralkreislaufes bei der arteriellen Verschlusskrankheit (AVK)

Anatomische Varianten und Kollateralkreisläufe
der supraaortalen Gefäße
H.-H. Eckstein, A. Dörfler 3

Kollateralkreislauf A. iliaca interna
K. Scheideler 5

Die Bedeutung der Profundakollaterale
H. W. Kniemeyer, H. Beckmann, A. Soliman, R. Martinez ... 11

Möglichkeiten der medikamentösen Beeinflussung
von Kollateralkreisläufen
G. Rudofsky 15

Leitlinien in der Angiologie und Gefäßchirurgie

Leitlinien in der Angiologie und Gefäßchirurgie –
Juristische Aspekte
J. Heberer 21

Leitlinien in der Angiologie und Gefäßchirurgie –
Sichtweise der AWMF
W. Lorenz 25

Leitlinien in der Angiologie und Gefäßchirurgie –
Erfahrungen in der Schweiz
P. Stierli 27

Leitlinien in der Angiologie und Gefäßchirurgie –
Erfahrungen aus Österreich
G. W. Hagmüller, Ch. Senekowitsch 31

Leitlinien in der Angiologie und Gefäßchirurgie –
Klinikspezifische Erfahrungen
T. Hupp 37

Neue Entwicklungen / Neue Techniken in der Angiologie und Gefäßchirurgie

Gentechnologische Therapieansätze –
Therapeutische Angiogenese
I. Baumgartner 43

Neue Entwicklungen / Neue Techniken in der
Gefäßchirurgie – Bioprothesen
R. Schmidt, S. Jost 45

Adjuvante Verfahren beim Stenting
B. Steckmeier 51

Stellenwert des Kollateralkreislaufes bei der arteriellen Verschlusskrankheit (AVK)

Anatomische Varianten und Kollateralkreisläufe der supraaortalen Gefäße

H.-H. Eckstein[1], A. Dörfler[2]
[1] Klinik für Gefäßchirurgie, Klinikum Ludwigsburg
[2] Neuroradiologie, Institut für Diagnostische und Interventionelle Radiologie, Universitätsklinikum Essen

Die Kenntnis der anatomischen Verhältnisse der supraaortalen Gefäße und ihrer anatomischen Varianten ist unabdingbare Voraussetzung für jede diagnostische oder therapeutische Intervention an den hirnversorgenden Gefäßen. Sowohl bei extra- als auch intrakraniellen Gefäßstenosen oder -verschlüssen können präformierte Kollateralkreisläufe kompensatorisch die Blutzufuhr zum Gehirn aufrechterhalten.

Anatomische Varianten

Häufige anatomische Varianten der hirnversorgenden Gefäße am Aortenbogen beinhalten den gemeinsamen Abgang des Truncus brachiocephalicus und der linken A. carotis communis (ACC), den sog. Truncus bicaroticus (13%), bzw. den direkten Abgang der linken ACC aus dem Truncus brachiocephalicus (9%), einen direkten Abgang der linken A. vertebralis aus dem Aortenbogen (5%) und die retroösophageal verlaufende und distal der linken A. subclavia aus dem Aortenbogen abgehende rechte A. subclavia (A. lusoria, < 0,5%). Hypo- oder Aplasien der A. carotis sind Raritäten.

Die Karotisbifurkation liegt in 34% auf Höhe C3/C4, in 46% auf Höhe C4/C5, in 13% auf Höhe C5/C6 und in 4% auf Höhe C2/C3.

Eine hypoplastische A. vertebralis findet sich in etwa 40%. In 50 – 60% ist die linke A. vertebralis kaliberstärker, in 25% die rechte A. vertebralis.

Der Circulus arteriosus Willisii ist nur in 25% komplett angelegt. Zu den häufigen Varianten zählen die Hypoplasie/Aplasie der A. communicans posterior (Pcom) und der proximalen Abschnitte der A. cerebri posterior (P1-Segment) bzw. der A. cerebri anterior (A1-Segment) oder der A. communicans anterior (Acom). Relativ häufig ist ein embryonaler Abgang der A. cerebri posterior aus der A. carotis interna (20%).

Kollateralkreisläufe

Die 2 wesentlichen Kollateralkreisläufe sind Anastomosensysteme zwischen A. carotis interna und externa und zwischen dem vertebrobasilären und dem Karotissystem über zervikale Verbindungen und v. a. über den Circulus Willisii.

Kollateralkreisläufe für die A. carotis communis: Verschlüsse der ACC können über den C. Willisii (Acom), über die kontralaterale A. carotis externa (ACE) sowie retrograd über Zuflüsse aus der A. vertebralis (sog. C1-Anastomose in die A. occipitalis) ganz oder teilweise kompensiert werden. Weitere Kollateralwege stellen der Truncus thyreocervicalis (A. occipitalis retrograd über A. cervicalis ascendens – A. vertebralis), der Truncus costocervicalis (A. occipitalis retrograd über A. cervicalis profunda – A. vertebralis) dar.

Kollateralkreisläufe für die A. carotis interna: Die kollaterale Versorgung hochgradiger Stenosen oder Verschlüsse der A. carotis interna (ACI) erfolgt in erster Linie über den C. Willisii (Acom und hinterer Kreislauf: A. vertebralis – A. basilaris – Pcom). Weitere wichtige Kollateralkreisläufe bestehen über die ipsilaterale ACE: A. maxillaris – A. ophtalmica oder A. facialis – A. supratrochlearis – A. ophthalmica (Ophthalmicakollaterale) sowie über leptomeningeale Anastomosen.

Kollateralkreisläufe für die A. vertebralis und A. basilaris: Wichtigstes Kollateralgefäß für einseitige Stenosen/Verschlüsse der A. vertebralis ist die kontralaterale A. vertebralis. Weitere Kollateralmöglichkeiten bestehen über muskuläre zervikale Gefäße (A. cervicalis ascendens), die bei einem proximalen Verschluss der A. vertebralis die distale A. vertebralis antegrad auffüllen können. Weitere Kollateralzuflüsse können aus dem Externastromgebiet kommen (A. occipitalis – A. vertebralis, C1-Anastomose).

Stenosen der A. basilaris können häufig über den C. Willisii oder seltener über leptomeningeale Anastomosen über beiden Kleinhirnhemisphären (A. cerebelli superior – A. cerebelli inferior posterior) kompensiert werden.

Karotidobasiläre Anastomosen

Karotidobasiläre Anastomosen stellen persistierende embryonale Anastomosen zwischen dem vorderen und hinteren Hirnkreislauf dar. Zu ihnen gehören die A. proatlantica (gelegentlich unterschieden in Typ I und Typ II), die A. otica, die A. hypoglossica und die A. trigemina (Häufigkeit ca. 0,6%). Sie sind insgesamt sehr selten, häufig finden sich nicht oder nur rudimentär angelegte Aa. vertebrales. Beim Vorhandensein einer karotidobasilären Anastomose können Karotisstenosen in den hinteren Kreislauf embolisieren, und die A. carotis interna kann distal einer derartigen Anastomose auch im Fall eines chronischen proximalen ACI-Verschlusses weiter offen bleiben (ggf. Desobliteration möglich).

Literatur

beim Verfasser

Für die Verfasser:
Priv.-Doz. Dr. med. H.-H. Eckstein
Klinik für Gefäßchirurgie
Klinikum Ludwigsburg
Posilipostr. 4
71640 Ludwigsburg

Kollateralkreislauf A. iliaca interna

K. Scheideler
Gefäßchirurgie – Groupe Chirurgical, Clinique Sainte Thérèse, Luxemburg

Einleitung

Schon früh wurde die Kapazität des Kollateralkreislaufs im Beckenbereich erkannt. Im Lehrbuch für Angiologie von Ratschow aus dem Jahr 1959 wird auf die gute Prognose eines isolierten Beckenarterienverschlusses und die Kollateralisierung über die Äste der A. iliaca interna, v. a. die A. obturatoria hingewiesen. Im Gegensatz zur A. profunda femoris spielt die A. iliaca interna als Zielgefäß für Gefäßrekonstruktionen dennoch nur eine untergeordnete Rolle. Aktuelle Bedeutung hat die A. iliaca interna in der endovaskulären Aneurysmatherapie durch geplante und nicht geplante Verschlüsse erlangt. Als Empfehlung gilt allgemein sowohl bei offenen als auch bei endovaskulären Verfahren möglichst eine A. iliaca interna zu erhalten. In der rekonstruktiven Beckenarterienchirurgie wird häufig dieses Gefäß weniger beachtet, was nicht zuletzt auch durch die schwierigere Zugänglichkeit bedingt ist. Systematische Untersuchungen wie bei der Profundaplastik fehlen. Berichte über Rekonstruktionen beschränken sich auf Einzelfälle. So veröffentlichte 1996 Johansen [12] eine Serie von 8 Patienten im Lauf von 12 Jahren, die isoliert an der A. iliaca interna operiert wurden. Im Nachfolgenden wird ein Überblick über die Bedeutung der A. iliaca interna als Versorgungs- und Kollateralgefäß in der Gefäßchirurgie und in Nachbardisziplinen gegeben.

Anatomie

Die A. iliaca interna versorgt die Organe des kleinen Beckens sowie die Beckenmuskulatur und den Beckenwandbereich. In der embryologischen Entwicklung bildet sie über die A. glutaea inferior einen Abschnitt der primitiven Axialarterie, die die unteren Extremitäten versorgt. Die Persistenz dieses Gefäßes als A. sciatica kommt bei weniger als 0,1 % der Bevölkerung vor und hat durch die Tendenz zu aneurysmatischen Veränderungen ihre eigene pathologische Bedeutung. Ansonsten ist die Anatomie der A. iliaca interna durch eine hohe Variabilität gekennzeichnet [17]. Die 4 Hauptäste A. glutaea superior, A. glutaea inferior, A. obturatoria und A. pudenda interna entspringen in 60 % aus 2 Hauptstämmen (ein anteriorer und ein posteriorer Teil).

Der anteriore Stamm hat 3 Hauptäste:
1. *A. obturatoria:* zu 75 % aus der A. ilaca interna, zu 25 % aus der A. iliaca externa oder A. femoralis, wobei sie dann häufig aus der A. epipastrica inferior entspringt;
2. *A. glutaea inferior:* zu 75 % aus dem anterioren Ast, zu 25 % aus der A. glutaea superior, bildet einen Abschnitt der primitiven Axialarterie beim Embryo;

3. *A. pudenda interna:* entspringt häufig aus der A. glutaea inferior, versorgt mit ihren Hauptästen die inferioren Hämorrhoidalgefäße (A. rectalis inferior), die Penisgefäße (Corpus cavernosum und A. dorsalis penis) und das Perineum.

Ferner entspringen aus dem anterioren Stamm zahlreiche viszerale Äste wie die Aa. vesiculares superiores (entstehen embryologisch aus der A. umbilicalis) und inferiores, die inneren Genitalarterien (Prostata, Samenblase beim Mann und Uterus, Vagina bei der Frau) und die A. rectalis media. Ferner existieren Versorgungsäste für den Ureter.

Der posteriore Anteil weist ebenfalls 3 Hauptäste auf:
1. *A. glutaea superior,* aus der bei 25 % die A. glutaea inferior und bei 20 % die A. obturatoria entspringen;
2. *A. iliolumbalis,* die auch aus dem Hauptstamm der A. iliaca interna oder aus der A. iliaca communis entstehen kann;
3. *Aa. sacrales laterales* in variabler Anzahl (superior und inferior).

Über die A. rectalis media bestehen Verbindungen zum Mesentericastromgebiet. Die A. iliolumbalis hat manchmal Verbindungen zur 5. Lumbalarterie, die Aa. sacrales laterales haben sowohl mit dem inferioren als auch dem superioren Anteil Verbindungen zum Spinalkanal in Höhe des Os sacrum. Über die A. obturatoria und die A. ischiadica bestehen Verbindungen zum Profundakreislauf.

Bedeutung der A. iliaca interna als Kollateralgefäß

Die A. iliaca interna hat ihre Bedeutung bei sämtlichen arteriellen Verschlussprozessen der Aorta und der Iliakalarterien. Die Kollateralisierung ist durch die anatomischen Vorgaben bestimmt und kann Ausmaße annehmen, die selbst einen infrarenalen Aortenverschluss kompensieren. Die Hauptkollateralisierung läuft über Lumbalgefäße (meistens das 5. Lumbalarterienpaar) via A. iliolumbalis und Aa. sacales laterales und über die A. mesenterica inferior (auch superior) via A. rectalis media. Die Kollateralisierung zum Oberschenkel erfolgt über A. obturatoria und A. ischiadica. Nicht selten kann ein Kollateralpuls bei A.-iliaca-externa-Verschluss in der Leiste tastbar sein.

Aber nicht nur die muskulären Endäste sind von Bedeutung. Im viszeralen Bereich liegt die wesentliche Bedeutung in den Verbindungen zum Mesentericastromgebiet (über die A. rectalis media).

Desweiteren trägt die A. iliaca interna zur Rückenmarksversorgung bei (über Aa. sacrales laterales und die A. iliolumbalis).

Da systematische Untersuchungen über isolierte Rekonstruktionen an der A. iliaca interna wegen Durchblutungsstörungen fehlen, kann die Beurteilung der Bedeutung dieses Gefäßes nur indirekt durch Beobachtungen in Zusammenhang mit anderweitigen Eingriffen erfolgen.

Die A. iliaca interna bei der endovaskulären Aneurysmaversorgung

Diesen Bereich betreffen die meisten Veröffentlichungen der letzten Jahre. In der Regel handelt es sich nicht um Rekonstruktionen, sondern um Verlaufsbeobachtungen nach Ausschaltung einer oder gar beider Aa. iliacae internae. In einer Patientenbefragung von Lee et al. [13] gaben 39% der Patienten mit einem einseitigen Verschluss der A. iliaca interna nach endovaskulärer Aneurysmaausschaltung gluteale Beschwerden postoperativ an, die sich zwar besserten, aber in keinem Fall bis zu dem präoperativen Ausgangsbefund. Dadian et al. [8] stellten ihre Ergebnisse nach geplanter Embolisierung einer (109 von 278) oder beider Internae (13 von 278) bzgl. der postoperativen Kolonischämie kürzlich vor. Bei einer Inzidenz von 2,9% (8 von 278 Patienten) trat eine Kolonischämie lediglich bei 1 Patienten nach einseitiger Embolisierung und bei keinem nach beidseitiger Embolisierung auf, sodass kein Zusammenhang belegt werden konnte. Die Kolonischämien wurden v.a. auf Embolisierungen und auch auf eine inadäquate Mesentericakollateralisierung nach vorangegangenen Darmresektionen zurückgeführt. Die Mortalität von Patienten mit diffusen Embolisierungszeichen war am höchsten. Cynamon et al. aus derselben Arbeitsgruppe um FJ Veith [7] zeigten, dass in einer Gruppe von 34 Patienten mit präoperativer Embolisierung der AII bei 55% (12 von 22) gluteale Beschwerden auftraten, wenn die Embolisierung in die Äste der AII erfolgte, und bei nur 10% (1 von 10), wenn lediglich der proximale Hauptstamm embolisiert wurde. 2 Patienten von 34 verstarben.

Paraplegie nach aortoiliakalen Eingriffen

Die Rückenmarksversorgung erfolgt über eine A. spinalis anterior und 2 posteriorlaterale Spinalarterien, wobei die vordere Spinalarterie 2 Drittel des Rückenmarks versorgt. Zuflüsse erhält dieses Gefäß über eine radikuläre Arterie, hierbei ist als wichtigste die A. radicularis magna oder Adamkiewiz-Arterie zu nennen, die aus dem posterioren Muskelast einer Interkostalarterie oder einer kranialen Lumbalarterie entspringt. In 75% liegt dieser Ursprung bei Th 9–12, in 15% zwischen Th 5–8 und in 10% zwischen L1–2. Eine häufige Variante ist die Kombination aus hohem und tiefem Ursprung. Da jedoch die Paraplegieinzidenz nach aortoiliakalen Eingriffen nicht mit der statistischen Häufigkeit eines lumbalen Abgangs der A. radicularis magna korreliert, müssen noch andere Faktoren eine Rolle spielen. In diesem Zusammenhang wird insbesonders der pelvinen Kollateralversorgung eine zunehmende Bedeutung zugewiesen [16]. Eine zusätzliche Beeinträchtigung der Kollateralwege über A. iliaca interna, A. sacralis media, A. profunda femoris oder A. mesenterica inferior kann bei hohem A.-radicularis-magna-Abgang, die verschlossen oder arteriosklerotisch verändert ist, ebenso die Rückenmarksversorgung gefährden, wie bei Verschluss beider Internae die Versorgung von einer infrarenalen Lumbalarterie abhängen kann. Häufig spielen aber auch embolische Thrombenverschleppungen eine Rolle. Nicht selten ist bei Unterbrechung des Internastromgebietes die Kombination der Paraplegie mit schweren glutealen und mesenterialen Durchblutungsstörungen. In diesem Zusammenhang wird der Erhalt bzw. die Revaskularisierung zumindest einer A. iliaca interna zum Erhalt der pelvinen Kollateralisierung gefordert, dies sowohl bei den arteriosklerotischen Verschlussprozessen als auch in der Aneurysmachirurgie.

Nach den Ergebnissen der Eurostar-Studie traten bei 2862 endovaskulären Aneurysmaausschaltungen in 6 Fällen Rückenmarksischämien auf (0,21% entsprechend der offenen Chirurgie). Als Hauptursache werden Mikroembolien angeführt [4].

Diese Inzidenz stimmt mit Beobachtungen im Rahmen der offenen aortoiliakalen Chirurgie überein [10].

Ischämische Kolitis nach aortalen Eingriffen

Die Häufigkeit liegt bei elektiven aortoiliakalen Eingriffen bei 0,5 – 2%, wobei sie im Falle einer Ruptur bis zu 60% betragen kann. Unterschieden werden nach Boley die Typen I – III bis zur wanddurchgreifenden Nekrose. Neben einer fehlenden Riolan-Anastomose spielt eine fehlende Sudeck-Anastomose zwischen A. rectalis superior und media eine wichtige Rolle. Häufig sind auch lokale Thrombosierungen, Dissektionen oder Embolisierungen die Ursache. In einer Zusammenstellung von Dadian et al. [8] über Kolonischämie nach endovaskulärer Aneurysmaversorgung wird allerdings der hämodynamische Faktor der Kollateralen in Frage gestellt. Bei einer Inzidenz von 2,9% ähnlich der offenen Aortenchirurgie konnte seine Arbeitsgruppe keinen Zusammenhang mit einem Verschluss einer oder beider Internae nachweisen. Nach seinen Ergebnissen scheint die Embolisierung die Hauptursache der Darmischämie zu sein.

Die Kollateralversorgung spielt eine besondere Rolle nach vorangegangenen Darmresektionen, die einen dieser Kreisläufe unterbrochen haben [9, 19].

Rolle der A. iliaca interna in der Urologie

Die viszeralen Äste der Interna versorgen Blase, Prostata und Teile des Ureters. Bei komplettem Ausfall beider Internae kann es daher zu Nekrosen in diesen Bereichen mit fatalen Folgen kommen, ein zum Glück seltenes Krankheitsbild. Wesentlich häufiger sind Probleme seitens der vaskulären Impotenz. Die Versorgung der Schwellkörper und des Penis ist vom Internastromgebiet abhängig. Bei nicht diabetischen Beeinträchtigungen der Strombahn wird über gute Erfolgsquoten nach vaskulärer Rekonstruktion berichtet [11, 12]. Bei anderweitigen Rekonstruktionen der Beckenstrombahn ist für das Wiedererlangen der vaskulären Potenz die gleichzeitige Rekonstruktion der A. iliaca interna entscheidend [11].

Claudicatio glutealis

Nach ein- oder beidseitigem Internaverschluss kommt es in 20 – 50% der Fälle zu einer glutealen Klaudikation [14, 20]. Die Symptomatik ist in der Regel rückläufig innerhalb von 6 Monaten, ein vollständiges Verschwinden wird jedoch nur selten berichtet. Die Beeinträchtigung ist unterschiedlich. Liegt hier ein hämodynamisches Problem vor, so ist das Bild der glutealen Ischämie selten und häufig mit Embolisierungen verbunden. Die Kapazität des Kollateralkreislaufs ist sehr unterschiedlich. Werden beidseitige Verschlüsse teilweise problemlos toleriert, können isolierte Internastenosen auch zur glutealen Klaudikatio bei einem vorhandenen Leistenpuls führen [19].

Kollateralisierung zu den Beinen

Sie erfolgt über die A. obturatoria und A. ischiadica. Der Profundakreislauf ist in der Regel das Empfängersegment. Bei intakten Kollateralen kann ein Externaverschluss vollständig kompensiert werden. Erhebliche Probleme treten bei Verschlüssen mit Beteiligung der Interna und Profunda auf. Cikrit et al. [6] berichten über dramatische Verläufe mit einer hohen Letalität und Amputationen bis zur Hemipelvektomie. Wie empfindlich die Kollateralkreisläufe sein können, zeigen Berichte von Dietzek et al.

[9]. Nach nichtgefäßchirurgischen Eingriffen (Hemikolektomie, Mammaria-interna-Bypass, Zystektomie) mit Zerstörung von Kollateralen kam es in 9 Fällen zu einer kritischen Beinischämie.

Andererseits berichten Onahara et al. über eine kritische Ischämie bei nicht rekonstruierbarer Beinstrombahn, die durch Revaskularisierung der A. iliaca interna behoben werden konnte [15].

Rolle der A. iliaca interna in der Gynäkologie

Die Versorgung des Uterus erfolgt über die A. iliaca interna. Peripartal kann es zu diffusen Blutungen aus dem Uterus kommen, die, wenn medikamentös nicht beherrschbar, nur über eine Ligatur beider Internae in der Notfallsituation gestillt werden können. Von jungen Frauen wird dies in der Regel gut toleriert, weitere Schwangerschaften sind jedoch problematisch, aber nicht auszuschließen [5].

Zusammenfassung

Die Diskussion über den Erhalt und Wert der A. iliaca interna ist in den letzten Jahren v. a. im Zusammenhang mit der endovaskulären Aneurysmaversorgung entfacht. Die Veröffentlichungen zu diesem Thema sind widersprüchlich und lassen keine generelle Aussage zu. Akiyama schlägt z. B. die Verwendung einer Doppel-Y-Prothese, die einen vorgefertigten Anschluss an die A. iliaca interna [1] enthält, vor. Die Patientenzahl ist allerdings sehr klein.

Die Arbeitsgruppe um F. Vieth sieht hingegen wenig Probleme [12] die A. iliaca interna einseitig oder auch beidseitig zu verschließen. Anderweitig werden allerdings katastrophale Fallberichte im Zusammenhang mit dem Verschluss des Internakollateralkreilaufs veröffentlicht. Insbesonders scheinen Voroperationen mit Unterbrechung einer der Kollateralen eine Riskosituation für weitere Eingriffe im Becken darzustellen. Hierzu zählen v. a. Darmresektionen im Bereich des linken Hemikolon. Berichte über periphere Ischämien, Kolonischämien und auch eine spinale Ischämie sind bekannt [3, 8, 9, 10]. Andererseits wird auch über ein rupturiertes vollständig thrombosiertes Internaaneurysma berichtet, das distal embolisiert und proximal überstentet wurde [2]. Dies belegt die hohe Variabilität und Potenz der Kollateralen.

Die vorhandenen Ergebnisse der gezeigten Studien belegen die Wichtigkeit, aber auch die Variabilität des Kollateralgefäßsystems A. iliaca interna, das nicht zu leicht geopfert und mehr Berücksichtigung bei Rekonstruktionen im Beckenbereich finden sollte.

Literatur

1. Akiyama K, Takazawa A, Hirota J, Yamanishi H, Akazawa T, Maeda T (1999) A double bifurcated graft for abdominal aorta and bilateral iliac artery reconstruction. Surg Today 29: 313–316
2. Bade MA, Ohki T, Cynamon J, Vieth FJ (2001) Hypogastric artery aneurysm rupture after endovascular graft exclusion with shrinkage of the aneurysm: significance of endotension from a virtual or thrombosed type II endoleak. J Vasc Surg 33: 1271–1274
3. Bast TJ, van der Biezen JJ, Scherpenisse J, Eikelboom BC (1990) Ischemic disease of the colon and rectum after surgery for abdominal aortic aneurysm: a prospectice study of the incidence and risk factors. Eur J Vasc Surg 4: 656–657

4. Berg P, Kaufmann D, vn Marrewijk CJ, Buth J (2001) Spinal cord ischemia after stent-graft treatment for infrarenal abdominal aortic aneurysms. Analysis of the Eurostar database. Eur J Vasc Endovasc Surg 22: 342–347
5. Casele HL, Laifer SA (1997) Successful pregnancy after bilateral hypogastric artery ligation: a case report. J Repr Med 42: 306–308
6. Cikrit DF, O'Donnell DM, Dalsing MC, Sawchuk AP, Lalka SG (1991) Clinical implications of combined hypogastric and profunda femoral artery occlusion. Am J Surg 162: 137–140
7. Cynamon J, Lere D, Vieth FJ, Taragin BH, Wahl SI, Lautin JL, Ohki T, Sprayregen S (2000) Hypogastric artery coil embolization prior to endoluminal repair of aneurysms und fistulas: buttock claudication, a recognized but possibly preventable claudication. J Vasc Interv Radiol 11: 573–577
8. Dadian N, Ohki T, Vieth FJ, Edelman M, Mehta M (2001) Overt colon ischemia after endovascular aneurysma repair: the importance of microembolization as an etiology. J Vasc Surg 34: 989–996
9. Dietzek AM, Goldsmith J, Vieth FJ, Sanchez LA, Gupta SK, Wengerter KR (1990) Interruption of critical aortoiliac collateral circulation during nonvascular operations: a cause of acute limb-threatening ischemia. J Vasc Surg 12 (6): 645–651
10. Dimakakos P, Arapoglou B, Katsenis K, Vlahos L, Papadimitriou J (1996) Ischemia of spinal cord following electice operative procedures of the infrarenal abdominal aorta. J Cardiovasc Surg 37: 243–247
11. Gossetti B, Gattuso R, Irace L, Intrieri F, Venosi S, Benedetti-Valentini F (1991) Aorto-iliac/femoral reconstructions in patients with vasculogenic impotence. Eur J Vasc Surg 5: 425–428
12. Johansen K (1996) Pelvic revascularization by direct hypogastric artery reconstruction. Am J Surg 171: 456–459
13. Lee WA, O'Dorisio J, Wolf YG, Hill BB, Fogarty TJ, Zarins CK (2001) Outcome after bilateral hypogastric artery occlusion during endovascular aneurysm repair. J Vasc Surg 33: 921–926
14. Mehta M, Vieth Fj, Ohki FJ, Cynamon J, Goldstein K, Suggs WD, Wain RA, Chang, DW, Friedman SG, Scger LA, Lipsitz EC (2001) Unilateral and bilateral hypogastric artery interruption during aortoiliac aneurysma repair in 154 patients: a relatively innocuous procedure. J Vasc Surg 33: S27–32 (2 suppl)
15. Onahara T, Takahashi I, Nishizaki T, Wakasugi K, Matsusaka T, Kume K (2001) Direct hyogastric artery reconstruction for threatened lower limb ischemia: report of a case. Surg Today 31: 274–276
16. Parke WW, Whalen JL, Van Denmark RE, Kambin P (1994) The infraaortic arteries of the spine: their variability and clinical significance. Spine 19: 1–5
17. Saadoon Kadir (1992) Angiographie-Normalbefunde und Varianten. VCH-Verlag Weinheim
18. Salam AA, Sholkamy SM, Chaikof EL (1993) Spinal cord ischemia after abdominal aortic procedures: is previous colectomy a risk factor? J Vasc Surg: 1108–1110
19. Smith G, Train J, Mitty H, Jacobson J (1992) Hip pain caused by buttock claudication. Relief of symptoms by transluminal angioplasty. Clin Orthop 284: 176–180
20. Wolpert LM, Dittrich KP, Hallisey MJ, Allmendinger PP, Gallagher JJ, Heydt K (2001) Hypogastric artery embolization in endovascular abdominal aortic aneurysm repair. J Vasc Surg 33: 1193–1198

Anschrift des Verfassers:
K. Scheideler
Leitender Arzt der Clinique Sainte Thérèse
Groupe Chirurgical
24 Rue d'Anverse
EL 1130 Luxembourg

Die Bedeutung der Profundakollaterale

H. W. Kniemeyer, H. Beckmann, A. Soliman, R. Martinez
Klinik für Gefäßchirurgie und Phlebologie, Elisabeth-Krankenhaus Essen

Der Wert der A. femoris profunda (AFP) für die Extremitätenperfusion wurde in den frühen 70ger Jahren betont [11], doch Sir Astley Cooper (1768–1841) hat bereits um 1810 die Bedeutung der Becken- und Oberschenkelkollateralen für die Erhaltung der unteren Extremität hervorgehoben. Er konnte bei einem Patienten mit Ligatur der A. iliaca 18 Jahre später die kollaterale Strombahn untersuchen und hat in eindrucksvollen Abbildungen die Kollateralen zur Überbrückung eines Iliakaverschlusses mit Auffüllung der A. femoris superficialis (AFS) und AFP dargestellt [4].

Über die Bedeutung der Profundaplastik zum Extremitätenerhalt ist bis Anfang der 80ger Jahre viel diskutiert worden [3, 15]. Spätestens seit Vorstellung der „Triadenoperation" von Heyden und Vollmar (1980) [9] stellt die Profundaplastik eine Maßnahme dar, die zur Verbesserung der Durchblutung und auch zum Erhalt einer Extremität wesentlich beitragen kann, besonders dann, wenn eine periphere Rekonstruktion nicht möglich ist oder auch nur nicht sinnvoll erscheint. Unterschiedlich diskutiert wird die Bedeutung der Profundaplastik bei der peripheren arteriellen Verschlusskrankheit (PAVK) Stadium IV, bei Ulcera cruris oder ausgedehnter Gangrän, da die isolierte Profundaplastik für eine Ausheilung dann offenbar allein nicht ausreicht [7, 8].

Bereits die „normale" Anatomie und die Geometrie der AFP unterliegen erheblichen Variablen [6, 9, 12]. Problematisch wird es, wenn zusätzlich arteriosklerotische Prozesse hinzukommen und die Ausstrombahn beeinträchtigt ist. Im Falle eines Verschlusses der AFS nimmt der Querschnitt der Ausstrombahn nicht mehr kontinuierlich zu. Auch die nicht arteriosklerotisch stenosierte AFP kann in diesem Falle wie eine relative Stenose wirken, wie Berguer et al. (1975) einleuchtend zeigen konnten [3]. Mit Anlegen einer Profundaplastik (Querschnittserweiterung) über den 1. Seitenast hinweg konnten die Autoren den Blutfluss nahezu verdoppeln. Die zusätzliche Gabe von Papaverin konnte die Durchflussmenge um weitere 30% erhöhen.

Basierend auf diesen Untersuchungen könnte die begleitende Profundaplastik bei aortoiliakaler Rekontruktion auch bei nicht arteriosklerotisch betroffenem, aber engem Ostium der AFP im Falle eines Verschlusses der AFS einen Sinn machen, insbesondere, wenn eine periphere Rekonstruktion nicht vorgesehen ist oder nur gering aussichtsreich erscheint. Das Prinzip, den Querschnitt der Ausstrombahn korrespondierend zum natürlichen „Gefäßbaum" auch bei aortoiliakalen Rekonstruktionen zu erweitern, kann die langfristige Offenheitsrate der Beckenarterienrekonstruktionen wesentlich beeinflussen. Die Kombination der Femoralispatchplastik mit minimalinvasiver, einstromverbessernder Maßnahme zeigt eine 5-Jahres-Offenheitsrate von ca. 70% [14]. Vergleichbare Daten (80–90%) werden auch für die Anlage eines aortofemoralen Bypasses mit Profundaplastik bei AFS-Verschluss (einstromverbessernde Maßnahme und Profundaplastik) angegeben [2, 10]. Unumstritten ist, dass die Langzeitergebnisse bei offener AFS noch besser sind [1, 10].

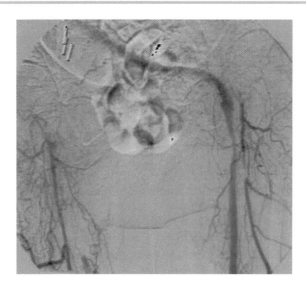

Abb. 1. Transversaler Bypass angeschlossen auf die AFS unter Umgehung der AFP links. Mit Stenosierung im Bereich der Anastomose zur AFS (Z. n. Ureterostoma und Colostoma). *AFS* A. femoris superficialis, *AFP* A. femoris profunda

Insbesondere ist aber die begleitende Eröffnung der u. U. längerstreckig verschlossenen Profundastrombahn bei ausgedehnten femoropoplitealen Rekonstruktionen notwendig und hat ganz wesentliche Konsequenzen für den Langzeitverlauf. Nicht so ganz selten muss eine Extremität bei guter peripherer Ausstrombahn amputiert werden, wenn sich bei fehlendem Profundaabstrom eine Rekonstruktion von der Aorta bis zum Unterschenkel verschließt.

Heute haben wir zunehmend das Gefühl, dass die in den 70ger und 80ger Jahren angestellten Überlegungen teilweise in Vergessenheit geraten sind. Die Profunda wird nicht selten umgangen, oft nur marginal angeschlossen, nicht aber langstreckig rekonstruiert. Periphere, u. U. krurale Bypassführungen erlauben die direkte periphere Durchblutungsverbesserung, und proximale Problemzonen bleiben dabei so lange klinisch stumm, bis ein zusätzliches Problem einen Bypassverschluss auslöst. Die bis dahin verdeckten Problembereiche treten dann jedoch gravierend in den Vordergrund.

Eine in jüngerer Zeit zunehmende Anzahl u. E. technisch problematischer Rekonstruktionen war Anlass, auf die Bedeutung der AFP (Profundalkollateralisation) erneut hinzuweisen.

Diskussion

Es ist unbestreitbar, dass Mehretagenrekonstruktionen (aortofemoral, femoropopliteokrural) dauerhaft nur funktionieren können, wenn die AFP angeschlossen ist. Nur dann ist dem physiologischen Prinzip der kontinuierlichen Querschnittserweiterung annähernd entsprochen.

Die Rekonstruktion muss die kritische Region der Leiste und deren Kollateralstrombahn einschließen. Kritisch wird die Extremitätendurchblutung trotz aller rekonstruktiven Möglichkeiten, wenn die AFP verschlossen oder nicht rekonstruierbar ist. Noch schwieriger wird das Problem, wenn gleichzeitig die A. iliaca interna als

Kollaterale nicht zur Verfügung steht. Das vaskuläre Querschnittsproblem wird fast unlösbar, wenn die aortoiliakale Rekonstruktion ohne weitere Aufteilung in eine popliteale Ausstrombahn mit einem kleinen Querschnitt übergehen soll. Allenfalls gute autologe Rekonstruktionen mit Toleranz auch für niedrige Flussraten könnten in diesen Fällen noch akzeptabel sein. Mit prothetischem Ersatz ist in diesen Fällen die längerfristige Beinerhaltungsrate gering. Häufig münden nachfolgende Revisionsbemühungen bei gleichzeitig fehlender Perfusion durch die A. iliaca interna in einer hohen Amputation oder Hüftexartikulation mit schlechter Abheilungstendenz [5].

Die o. g. Probleme sollten hinlänglich bekannt sein. Trotzdem haben wir in jüngerer Zeit zunehmend den Eindruck, dass die früheren Überlegungen zum Wert der AFP und zur Profundaplastik in Vergessenheit geraten sind oder deren Bedeutung unterschätzt wird.

Ursachen könnten sein:
1. Der Wert der Profundaplastik wird in Anbetracht der Möglichkeiten der kruralen Rekonstruktionen als nicht so wichtig angesehen. Es wird die direkte Rekonstruktion der Peripherie angestrebt;
2. Misserfolge bei langstreckiger Profundaendarterektomie haben deren Wert falsch einschätzen lassen;
3. voroperierter Narbenbereich mit kritischer Präparation, ggf. sogar Beschädigung wichtiger Kollaterale; Umgehung eines technisch aufwändigen Problembereiches (Voroperationen) mit Anschluss in leicht zugänglicher Zone;
4. WHS im Leistenbereich (Umgehung der Problemzone);
5. Z. n. Protheseninfektion im Leistenbereich mit Prothesenausbau, Ligatur oder Umstechung der AFP und extraanatomischer Umleitung;
6. Eingriff unter Zeitmangel, Entwicklung zu „zeitsparenden", „marktgerechten", „profitorientierten" und „kostengünstigen" Eingriffen.

Man mag darüber streiten und es erscheint durchaus fraglich, ob eine Profundaplastik bei fehlender Profundastenosierung notwendig ist [13]. Unbestritten ist, dass bereits die alleinige Erweiterungsplastik der AFP zu guten Extremitätenerhaltungsraten führt, wenn nicht eine schwere Ischämie mit Gewebeuntergang vorliegt [2, 7, 10, 14, 15]. Die offene Profundarekonstruktion langt aus, eine Extremität im Fontaine-Stadium IIb zu halten. Es besteht kein Grund, für einen schnellen Früherfolg bei peripherer Bypassführung die Schlüsselstelle der AFP zu umgehen. Eine verschlossene profundale Ausstrombahn mit erforderlicher Rekonstruktion aortoiliakal oder peripher bietet keine guten Erfolgsaussichten und weist bei kurzer Funktionsdauer eine hohe Amputationsrate auf.

Zur langfristigen Erhaltung der Extremität ist die AFP das wichtigste Gefäß.

Literatur

1. Allenberg JR, Burger UL (2001) Profundaplastik. Gefäßchirurgie 6 (suppl): S9–S13
2. Bastounis E, Felekouras E, Pikoulis E, Hadjinikolaou LGS, Balas P (1997) The role of profunda femoris revascularization in aortofemoral surgery. An analysis of factors affecting graft patency. Int Angiol 16 (2): 107–113
3. Berguer R, Higgins RF, Cotton LT (1975) Geometry, blood flow, and reconstruction of the deep femoral artery. Am J Surg 130: 68–73
4. Brock RC (1952) The life and work of Astley Cooper. Livingstone LTD, Edinburgh London

5. Cikrit DF, O'Donnell DM, Dalsing MC, Sawchuk AP, Lalka SG (1991) Clinical implications of combined hypogastric and profunda femoral artery occlusion. Am J Surg 162 (2): 137–140
6. Colborn GL, Mattar SG, Taylor B, Skandalakis JE, Lumsden AB (1995) The surgical anatomy of the deep femoral artery. Am Surg 61 (4): 336–346
7. Fugger R, Kretschmer G, Schemper M, Piza F, Polterauer P, Wagner O (1987) The place of profundaplasty in the surgical treatment of superficial femoral artery occlusion. Eur J Vasc Endovasc Surg 1 (3): 187–191
8. Graham AM, Gewertz BL, Zarins CK (1986) Efficacy of isolated profundaplysty. Can J Surg 29 (5): 330–332
9. Heyden B, Vollmar J, Voss EU (1980) Principles of operation for combined aortoiliac and femoropopliteal lesions. Surg Gynecol Obstet 151 (4): 519–524
10. Madiba TE, Mars A, Robbs JV (1998) Aortobifemoral bypass in the presence of superficial femoral artery occlusion: does the profunda femoris artery provide adequate runoff? J R Coll Surg Edinb 43: 310–313
11. Morris GE, Edwards W, Cooley DA, Crawford ES, DeBakey ME (1961) Surgical importance of the profunda femoris artery. Arch Surg 82: 52–57
12. Perera J (1995) Anatomy of the origin of the deep femoral artery. Ceylon Med J 40 (4): 139–141
13. Rutherford RB (1999) Options in the surgical management of aorto-iliac occlusive disease: a changing perspective. Cardiovasc Surg 7 (1): 5–12
14. Steckmeier B, Parzhuber A, Verrel F, Kellner W, Reininger C (1998) Simultaneous vascular and endovascular surgery of complex vascular disease. Langenbecks Arch Chir 115 (suppl): 532–537
15. Towne JB, Bernhard VM, Rollins DL, Baum PL (1981) Profundaplasty in perspective: Limitations in the long-term management of limb ischemia. Surgery 90 (6): 1037–1046

Für die Verfasser:
Prof. Dr. med. H. W. Kniemeyer
Klinik für Gefäßchirurgie und Phlebologie
Elisabeth-Krankenhaus
Moltkestr. 61
45138 Essen

Möglichkeiten der medikamentösen Beeinflussung von Kollateralkreisläufen

G. Rudofsky
Klinik und Poliklinik für Angiologie, Universitätsklinikum Essen

Eines der grundlegenden Prinzipien konservativer Therapie sollte die Verbesserung der kollateralen Durchblutung sein. Allerdings liegen spärliche Untersuchungen hierzu vor, vermutlich auch, weil nur invasive bildgebende Verfahren in Kombination mit Funktionsuntersuchungen befriedigende Antworten hierzu geben könnten.

Grundsätzlich kann die kollaterale Durchblutung über verschiedene Ansätze verbessert werden. Nach dem Hagen-Poiseulle-Gesetz bieten sich die variable Druckdifferenz (Δp) über die Verschlussstrecke und damit die Blutströmungsgeschwindigkeit, der Querschnitt der Kollateralarterien (r) und die Viskosität (η) an, um das Stromzeitvolumen (Vt) zu erhöhen.

$$Vt = \Delta p \frac{r4}{8 x l x \eta}$$

Dabei wird die Vergrößerung des Kollateralarterienquerschnittes den größten Einfluss auf die Zunahme des Stromzeitvolumens haben. Voraussetzung für eine klinisch unproblematische Wirkung ist jedoch, dass die Substanz bei Rezirkulation in das übrige Gefäßsystem keine systemische Vasodilatation verursacht, da sonst insbesondere bei Linksherzinsuffizienz mit Blutdruckabfall zu rechnen ist und unliebsame Stealphänomene ausgelöst werden können, da Gefäßprovinzen mit Stenosen oder Verschlüssen immer höhere Abstromwiderstände haben als gesunde Areale und damit Umverteilungen induziert werden. Zur Dilatation von Kollateralkreisläufen sind daher insbesondere Medikamente geeignet, die in niedriger Konzentration lokal appliziert werden können und sich durch möglichst kurze Halbwertszeiten auszeichnen. Besonders wünschenswert ist natürlich eine spezifische Wirkung an der Kollaterale selbst.

Der Einfluss des Gehtrainings wird nach der bisherigen Datenlage unterschiedlich diskutiert. Angiographisch konnte kein eindeutiger Effekt nachgewiesen werden, dagegen konnten andere Autoren einen geringen Einfluss zeigen [1].

Bislang wurden für verschiedene Substanzen Wirkungen auf den kollateralen Blutfluss nachgewiesen. Tierexperimentell konnte für Fenidilin und Diltiazem am Hundeherz und für Buflomedil an Extremitätenarterien eine Verbesserung der kollateralen Durchblutung nachgewiesen werden [5, 6, 11].

Am Menschen deuten neuere Untersuchungen zu dem selektiven 5HT2-Rezeptorblocker Sarpogrelat am Herzen darauf hin, dass Serotonin in der Regulation des kollateralen Blutflusses eine Bedeutung besitzt [12]. Es ist natürlich rein spekulativ, aber vielleicht könnte der von Kriessmann (1979) beschriebene „Robin-Hood-Effekt" des Naftidrofuryls damit erklärt werden [7].

Neben der pre- und afterloadsenkenden Wirkung der Nitrate scheinen diese auch die ubiquitäre endotheliale Dysfunktion bei Arteriosklerose zu beeinflussen. So gibt es beträchtliche Evidenz, dass neben einer generalisierten Vasodilatation, Erweiterung von Stenosen und Beseitigung der endothelialen Dysfunktion auch die Kollateralarterien erweitert werden und die Strömungsgeschwindigkeit in diesen Gefäßen steigt [1].

In einer angiographisch kontrollierten Studie bei Patienten mit Femoralarterienverschlüssen im terminalen Stadium IIb, III und IV konnten wir nachweisen, dass PGE1, intraarteriell appliziert, eine direkte Dilatation der Kollateralen, die einen Verschluss überbrücken, verursacht [10]. So konnte nach einer kontinuierlichen intraarteriellen Perfusion über 48 bis 72 Stunden eine hochsignifikante Zunahme des gesamten Kollateralarterienquerschnittes um 61,6 – 86,3 % an den drei Messstellen – 5 cm oberhalb, in Höhe des Kniegelenkes und 5 cm distal davon – gemessen werden.

Bestärkt durch diese Ergebnisse entwickelten wir eine kathetergestützte Therapie bei schweren arteriellen Verschlusskrankheiten und fraglicher oder fehlender Möglichkeit für revaskularisierende Techniken. Hierbei wird ein endständig geöffneter zentralvenöser Verweilkatheter in die Arterie gelegt, die den Ausgangspunkt für Kollateralbahnen darstellt, also beim kompletten Verschluss der A. femoralis superficialis in die A. profunda femoris oder beim Verschluss der A. iliaca externa und der distaleren Arterien in die A. iliaca interna der ipsilateralen Seite. Voraussetzung ist natürlich der unbehinderte Einstrom in diese Arterie. Bei Stenosen dieses Gefäßes oder anderer zuführender Arterien sind diese vorher zu beseitigen. Neben der in solchen Situationen notwendigen Heparinisierung wird dann über diesen Katheter kontinuierlich PGE1 perfundiert (10 – 40 µg/24 h). Die aktuelle Dosis richtet sich nach der klinischen Symptomatik. Bei brennenden hyperämiebedingten Schmerzen muss eine entsprechende Dosisanpassung erfolgen. Die gesamte Behandlungsperiode wird von der klinischen Entwicklung bestimmt. Gegebenfalls kann dies auch mit Applikation von Fibrinolytika kombiniert werden [8]. Statistische Aussagen sind natürlich wegen der Individualität der einzelnen klinisch immer sehr kritischen Verschlusssituation, die oftmals durch eine Vielfalt von Begleitkrankheiten überlagert ist, kaum möglich. Dennoch scheint es nach Erfahrungen in der eigenen Klinik möglich, in über 80 % die Amputationshöhe entscheidend um mindestens 1 Ebene nach distal zu verlagern und in 65 % die Extremität ganz zu erhalten oder nur eine Minoramputation in Kauf nehmen zu müssen.

Untersuchungen der Hämodynamik vor fast 20 Jahren konnten zeigen, dass die gezielte Senkung des Hämatokrits durch iso- oder hypervolämische Hämodilution zu einer deutlichen Verbesserung der Rheologie führt, gekennzeichnet durch eine Verkürzung der „time to peak flow" über Wade und Fuß bei Mehretagenverschlüssen und einer kürzeren Erholungszeit des Knöchelarteriendruckes bei Klaudikanten mit langstreckigen Femoralisverschlüssen [9].

Ein weiterer Ansatz ist die Förderung neuer Kollateralbahnen i. S. der Angiogenese. Da die Endothelzellen das kritische zelluläre Element der postnatalen Angiogenese sind, stellen diese auch derzeit das Zielorgan therapeutischer Ansätze dar. Da die gentechnischen Möglichkeiten an anderer Stelle abgehandelt werden, seien hier nur kurz herkömmliche Medikamente genannt. Molekularbiologische Daten zeigen, dass im hypoxischen Milieu Heparin in Kombination mit anderen potenziell angiogenetischen Faktoren, wie wiederholte Ischämien, körperlicher Belastung oder Gefäßokklusionen, die endotheliale Zellproliferation steigern kann [2]. Die molekularen

Ziele sind die heparinbindenden Wachstumsfaktoren, einschließlich des Fibroblasten- und Endothelwachstumsfaktors.

Da auch ACE-Inhibitoren die endothelialen Funktionen günstig beeinflussen können, wurde im Tierexperiment überprüft, ob nach einmaliger intraarterieller Injektion von humanem Endothelwachstumsfaktor oder Gabe von ACE-Hemmern das Wachstum von Kollateralarterien im Vergleich zu einer nichtbehandelten Kontrollgruppe verbessert wird [4]. Es zeigte sich, dass Quinaprilat im Vergleich zu Plazebo und Captopril als sulfhydryder ACE-Hemmer mit hoher Gewebeaffinität zu einem intensiven Kollateralenwachstum führt, das mit der Gabe von humanem Endothelwachstumfaktor vergleichbar ist. Inwieweit diese tierexperimentelle Studie übertragbar ist auf arteriosklerotische Krankheitsbilder, muss weiter abgeklärt werden.

Literatur

1. Abrams J (1996) Beneficial actions of nitrates in cardiovascular disease. Am J Cardiol 77 (13): 31C–37C
2. Bombardini T, Picano E (1997) The coronary angiogenetic effect of heparin: experimental basis and clinical evidence. Angiology 48 (11): 969–976
3. Buchwalsky R, Hansen W, Blümchen G, Battke K, Barmeyer J, Reindell H (1975) Ergebnisse eines dreijährigen unterschiedlich intensiven, kontrollierten Trainings anhand ergometrischer, hämodynamischer und arteriographischer Parameter in Ergometrie und Ergotherapie bei arteriellen Durchblutungsstörungen. In: Bollinger A, Grüntzig A (Hrsg) Verlag Hans Huber Bern Stuttgart Wien
4. Fabre JE, Rivard A, Magner M, Silver M, Isner JM (1999) Tissue inhibition of angiotensin-converting enzyme activity stimulates angiogenesis in vivo. Circulation 99: 3034–3049
5. Farber NE, Gross GJ (1989) Collateral blood flow following acute coronary artery occlusion: comparison of a new intracellular calcium antagonist (KT-362) and diltiazem. J Cardiovasc Pharmacol 14 (1): 66–72
6. Knoche H, Schmitt G (1975) Coronary collateral vessels after long-term treatment with fendiline hydrochloride in a double-blind study. Arzneimittelforschung 25 (11): 1781–1782
7. Kriesmann A, Niess A, Lutilsky L (1979) Medikamentöse Behandlung der Claudicatio intermittens im Stadium IIb der arteriellen Verschlusskrankheit. Med Welt 30: 888–891
8. Kröger K, Buss C, Kügler C, Rudofsky G (2000) Retrospective analysis of rtpa thrombolysis combined with PGE1 in patients with peripheral arterial occlusions. Angiology 51: 377–384
9. Rudofsky G, Meyer P, Strohmenger HU (1981) Effect of hemodilution on resting flow and reactive hyperaemia in lower limbs. Bibliotheca haemat 47: 157
10. Rudofsky G (1987) Beeinflussung der Kollateralarterien durch i.a.-Prostaglandin E1-Infusion. VASA (suppl) 20: 215–217
11. Sunder-Plassmann L (1983) Bedeutung des Kollateralwiderstandes bei arterieller Verschlusskrankheit. Möglichkeiten der medikamentösen Beeinflussung. Therapiewoche 33: 93
12. Tanaka T, Fujita M, Nakae I, Tamaki S, Hasegawa K, Kihara Y, Nohara R, Sasayama S (1998) Improvement of exercise capacity by sarpogrelate as a result of augumented collateral circulation in patients with effort angina. J Am Coll Cardiol 32 (7): 1982–1986

Anschrift des Verfassers:
Prof. Dr. med. G. Rudofsky
Klinik und Poliklinik für Angiologie
Universitätsklinikum Essen
Hufelandstr. 55
45147 Essen

Leitlinien in der Angiologie und Gefäßchirurgie

Leitlinien in der Angiologie und Gefäßchirurgie* – Juristische Aspekte

J. Heberer
München

Der Hang zur Rationalisierung und Standardisierung in allen Bereichen der Gesellschaft macht auch vor der medizinischen Wissenschaft nicht Halt.

Die Forderung *Standards* und *Leitlinien* zur Grundlage rationalen ärztlichen Handelns zu erheben wird zum einen vonseiten führender Kassenvertreter laut, die sich erhoffen, dass durch die Formulierung klar konzipierter Diagnose- und Behandlungsleitlinien die Wirtschaftlichkeit ärztlicher Behandlung gefördert werden kann. Andererseits verspricht sich auch ein großer Teil der Ärzteschaft selbst, mit Hilfe von Leitlinien den Ärzten und Pflegekräften verlässliche Anhaltspunkte für ihr Handeln an die Hand zu geben und gleichzeitig durch die Schaffung bestimmter Regelstandards ärztlicher Behandlung eine breite Versorgungsqualität zu sichern.

Standard

Der Begriff des ärztlichen Standards wird in erster Linie zur Bestimmung von vertraglichen Pflichten und der Problematik ärztlicher *Haftung* herangezogen. Standard bedeutet somit eine Objektivierung der ärztlichen Leistungspflicht.

In der Medizin gilt zwar grundsätzlich die *Methoden- und Therapiefreiheit*. Der Arzt, der eine bestimmte Behandlung oder Operation übernimmt, hat aber einen gewissen Standard einzuhalten. Dieser Standard repräsentiert den jeweiligen *Stand der naturwissenschaftlichen Erkenntnis* und ärztlichen Erfahrung, der zur Erreichung des Behandlungszieles erforderlich ist und sich in der Erprobung bewährt hat [8].

Als Leistung schuldet der Arzt jeweils die ärztliche Behandlung unter Einhaltung des medizinischen Standards.

Den Sorgfaltsmaßstab bestimmen dabei die Gerichte nicht allein. Sie stellen vielmehr nach einem Zwischenfall darauf ab, wie sich ein gewissenhafter Arzt in der gegebenen Lage verhalten hätte. Die Gerichte verlangen vom Arzt, sich an die in seinem Fach entwickelten Regeln zu halten (vgl. [6]).

Diese *durch die medizinische Wissenschaft selbst geschaffenen*, zunehmend anspruchsvolleren *Maßgaben* bezeichnen für die Gerichte die nach § 276 BGB gebotene verkehrserforderliche Sorgfalt.

Es ist aber immer zu beachten, dass der medizinische Standard nur den Regelfall betrifft und betreffen kann und für die individuelle Behandlung im Einzelfall eine Abweichung gerechtfertigt oder sogar erforderlich sein kann [3].

---

* ausführlich zu Richtlinien, Leitlinien und Standards s. [4]

Richtlinien

Der medizinische Standard wird durch Richt- und Leitlinien ausgeprägt.

Auch für den Begriff der *Richtlinien* fehlt eine gesetzliche Definition.

Der Begriff Richtlinien ist Regelungen des Handelns oder Unterlassens vorbehalten, die von einer rechtlich legitimierten Institution konsentiert, schriftlich fixiert und veröffentlicht wurden, für den Rechtsraum dieser Institution verbindlich sind und deren Nichtbeachtung definierte Sanktionen nach sich ziehen [3].

Die Richtlinien entfalten also, ohne selbst Rechtsnorm zu sein, insoweit eine gewisse *Bindungswirkung* (vgl. [1]).

Leitlinien

Der Begriff *Leitlinie* ist weder durch Gesetz noch durch höchstrichterliche Rechtsprechung definiert.

Durch das GKV-Gesundheitsreformgesetz vom 22. 12. 1999 wurde in § 137e SGB V der Begriff der Leitlinie aber erstmals gesetzlich verankert. Demgemäß wird ein sog. Koordinierungsausschuss gebildet, bei dem es sich um einen Arbeitsausschuss des Bundesausschusses der Ärzte und Krankenkassen und dem Ausschuss Krankenkassen handelt. Dieser Koordinierungsausschuss hat auf der Grundlage *evidenzbasierter Leitlinien* die Kriterien für eine im Hinblick auf das diagnostische und therapeutische Ziel ausgerichtete zweckmäßige und wirtschaftliche Leistungserbringung für mindestens 10 Krankheiten pro Jahr zu beschließen. Diese Kriterien sind für die zugelassenen Vertragsärzte und Krankenhäuser unmittelbar verbindlich.

Davon abgesehen haben Leitlinien derzeit grundsätzlich keine unmittelbare haftungsrechtliche Bedeutung.

Nach ihrer Definition sind Leitlinien von mehreren Experten aus unterschiedlichen Fachbereichen und Arbeitsgruppen entwickelte wissenschaftlich begründete und praxisorientierte *Entscheidungshilfen über die ärztliche Vorgehensweise* bei bestimmten gesundheitlichen Problemen [3].

Sie stellen damit *wissenschaftlich begründete und praxisorientierte Handlungsempfehlungen* dar, von denen in begründeten Fällen abgewichen werden kann oder sogar muss (vgl. [2]).

Nach den Beschlüssen der Vorstände von Bundesärztekammer und Kassenärztlicher Bundesvereinigung vom Juli 1997 sollen Leitlinien – wenn möglich – Antwort auf folgende Fragen geben:

- Was ist notwendig?
- Was ist überflüssig?
- Was ist obsolet?
- Wie sollen Verlaufsbeobachtungen durchgeführt werden?
- Lässt sich eine differenzierte Empfehlung zur Entscheidung hinsichtlich ambulanter oder stationärer Versorgung machen?

Während der Sachverständige bislang quasi unbefangen den medizinischen Sachverhalt mit all seinen Besonderheiten begutachtete und dem Gericht erläuterte, ob und warum aus seiner Sicht der fachärztliche Standard vom beklagten Arzt aus eingehalten wurde, wird sich der Sachverständige bei Geltung von Leitlinien für den jeweiligen Fachbereich künftig zunächst mit diesen Leitlinien auseinandersetzen müssen.

Ist der beklagte Arzt von einer bestehenden Leitlinie abgewichen, wird zwar nicht zwingend auf einen Behandlungsfehler geschlossen werden können. Der gerichtsbestellte Gutachter wird aber begründen müssen, warum im vorliegenden Fall eine Abweichung von den geltenden Leitlinien medizinisch geboten war. Eine Begründung wird im Einzelfall häufig nur schwer zu liefern sein. Die Folge: Der Rechtfertigungsversuch des beklagten Arztes wird u. U. misslingen, es wird ein Behandlungsfehler angenommen [3].

Andererseits wird derjenige Arzt, der übereinstimmend mit den Leitlinien handelt, in der Gerichtspraxis einen deutlichen Vorteil gegenüber dem „Abweichler" verbuchen können. Der Nachweis, im Sinne von § 276 BGB mit der gebotenen Sorgfalt gehandelt zu haben, wird leichter zu führen sein, wenn eine bestehende Leitlinie befolgt wurde.

Zwar wird die Durchsetzung von Leitlinien in der Rechtspraxis nicht den Beurteilungsmaßstab der erforderlichen Sorgfalt außer Kraft setzen. Es ist also denkbar, dass einem beklagten Arzt, der entsprechend den Leitlinien gehandelt hat, dennoch ein Behandlungsfehler zur Last gelegt wird, weil er in dem vorliegenden Einzelfall eine abweichende oder eine weiter gehende Maßnahme hätte ergreifen müssen. In vielen Fällen wird hier jedoch das Eigenleben, das Leitlinien künftig sehr wahrscheinlich entfalten werden, zum Tragen kommen:

Wer Leitlinien befolgt, handelt in der Regel richtig. Diese Aussage, die in ihrem Kern sicher zutreffend ist, wird vom Gutachter nicht ohne Not umzukehren sein. Derjenige, der Leitlinien befolgt, wird daher künftig das geringere Haftungsrisiko tragen als derjenige, der abweicht, auch wenn sich am Haftungsmaßstab selbst nichts ändert (vgl. [1]).

Die *Arbeitsgemeinschaft der wissenschaftlichen medizinischen Fachgesellschaften* (AWMF) hat die Aufgabe übernommen durch ihre Mitgliedsgesellschaften die bereits bestehenden Leitlinien zu sammeln, zu überprüfen und neue Leitlinien unter klar vorgegebenen Bedingungen zu entwickeln.

Es wäre daher vorstellbar, dass die Mitgliedsgesellschaften der Arbeitsgemeinschaft von einem im Arzthaftungsprozess verurteilten Arzt ihrerseits in Haftung genommen werden könnten, wenn sich herausstellt, dass die Leitlinie, deren Heranziehung im Prozess zur Verurteilung des Arztes geführt hat, nicht tatsächlich dem medizinischen Standard entspricht.

Da sich die Gerichte bislang nicht mit der *Haftung der Autoren von Leitlinien* bzw. der verantwortlichen Fachgesellschaften befassen mussten und insoweit Rechtsprechung hierzu fehlt, kann hier nur versucht werden die künftige BGH-Rechtsprechung anzudenken.

Der Arzt darf sich grundsätzlich darauf verlassen, dass die Vorgehensweisen in den Leitlinien dem aktuellen medizinischen Standard entsprechen [4]. Andererseits dürfte in einem Prozess des Arztes gegen den Urheber der Leitlinien nur schwer nachweisbar sein, dass eine unrichtige Leitlinie kausal für die Verurteilung des Arztes im vorangegangenen Arzthaftungsprozess war.

Schließlich hat der Richter im Arzthaftungsprozess eine eigenständige Prüfungspflicht, was Regelwerke wie DIN-Normen, technische Regeln und damit auch was Leitlinien anbelangt. Der Richter muss selbst bewerten, jeweils mit Hilfe des Sachverständigen, ob dem verklagten Arzt ein Verschulden vorwerfbar ist. Er muss in Erwägung ziehen, dass, auch wenn eine Leitlinie nicht beachtet oder eine falsche Leitlinie beachtet wurde, ein Verschulden des Arztes ausscheiden kann.

Die Überzeugungsbildung des Gerichts ist somit kausal für den Schadenseintritt. Bezüglich der Haftung von Sachverständigen entspricht es jedoch der h.M., dass das Ergebnis der gerichtlichen Entscheidung noch im Verantwortungsbereich des Sachverständigen liegt, soweit sich das Gericht auf dessen Gutachten stützt [7].

Literatur

1. Bruns (1998) Richtlinien – Leitlinien – Standards. Arztrecht S. 183 ff.
2. Clade (2001) Medizinische Leitlinien, Entscheidungshilfe für Arzt und Patient. Deutsches Ärzteblatt S. A-288 ff.
3. Hart, in: Rieger, Lexikon des Arztrechts, 2. Aufl., C. F. Müller, Heidelberg
4. Heberer J (2001) Das ärztliche Berufs- und Standesrecht, 2. Aufl., ecomed, Landsberg/Lech
5. Heberer, in: Kügelgen, Hildebrandt, Leitlinien zum modernen Rückenmanagement, W. Zuckschwerdt Verl., München
6. Narr, Hess, Schirmer, Ärztliches Berufsrecht, Bd. 2, Deutscher Ärzteverlag, Köln
7. Schlund, in: Laufs/Uhlenbruck, Handbuch des Arztrechts, 2. Aufl., C. H. Beck, München
8. Wigge (2000) Evidenzbasierte Richtlinien und Leitlinien, Medizinrecht, S. 574 ff.

Anschrift des Verfassers:
Dr. jur. J. Heberer
Paul-Hösch-Str. 25a
81243 München

Leitlinien in der Angiologie und Gefäßchirurgie – Sichtweise der AWMF

W. LORENZ
Ständige Kommission für Leitlinien in der AWMF und
Institut für Theoretische Chirurgie, Universität Marburg (Lahn)

Leitlinien sind *systematisch* entwickelte Thesen, um die Entscheidungen von Ärzten und Patienten über angemessene Gesundheitsversorgung für spezifische klinische Situationen zu unterstützen. Diese Definition ist das Ergebnis eines wissenschaftlichen, sozialen und gesamtkulturellen Verdichtungsprozesses aus dem anglo-amerikanischen Bereich, den man in seine Eigenschaften zerlegen muss, um das Produkt „Leitlinie" angemessen zu verstehen [1]. „Systematisch" erfordert vor allem den Nachweis von fünf Eigenschaften:

- Darstellung der Thesen in einem logischen Ablauf, der von der Problemstellung in der speziellen klinischen Situation (z.B. Aortenaneurysma) schrittweise unter „wenn-dann"-Bedingungen zu verschiedenen Lösungen führt. Diesen logischen Ablauf beschreibt der klinische Algorithmus.
- Entwicklung der Thesen im Konsens, nicht als Schlagwort, sondern mit einem definierten sozialpsychologischen Konzept: nominaler Gruppenprozess oder Delphi-Verfahren oder – als schlechtere, aber noch akzeptable Variante – Konsensuskonferenz vom NIH-Typ.
- Basierung der Thesen auf klinischer und – in geringerem Maße – auch auf nichtklinischer (z.B. tier- und zellbiologischer) Evidenz: Einhalten einer Rangordnung von Studien und Empfehlungen.
- Anwendung formaler Methoden der Entscheidungsanalyse, nicht nur auf Erfahrung und Intuition basierend: z.B. Entscheidungstafeln für Sensitivität und Spezifität, ROC Kurven, Entscheidungsbäume mit und ohne Nutzen- und Kosten-Nutzenanalyse.
- Analyse der Ziele des Heilens und Linderns (Outcome-Analyse) in einer spezifischen klinischen Situation, mit vom Arzt erhobenen Endpunkten wie Mortalitätsrate, Komplikationsrate, Liegedauer und vom Patienten mitgeteilten und bewerteten Endpunkten wie Lebensqualität im Verbund mit Erwartungen, Bewältigungskräften und der sozialpsychologischen Basiseinstellung des Patienten (Stichwort: negativer Affekt). Der dritte Faktor einer so integrierten, nicht singulären Outcome-Analyse ist die klinische Relevanz.

Die starke Betonung von Ärzten *und Patienten* ist eine weitere Eigenschaft von Leitlinien, die eine Beteiligung von Patienten (Patientenvertretern) bei der Erstellung einer Leitlinie (beim Konsens z.B.) erfordert, vor allem aber auch in der Outcome-Analyse.

Angemessene Gesundheitsversorgung ist eine komplexe Eigenschaft, die von den Zielen des Heilens und Linderns ebenso abhängt wie von der Wirksamkeit der ärztlichen Maßnahmen und von dem Umgang mit den Kosten. Der Kostenfaktor allein reicht nicht aus, denn es ist keine primäre Aufgabe bei der Wiederherstellung der

Gesundheit, die Kosten als Verhinderungsgrund für Angemessenheit zu verwenden. Realitätsverlust bei den Kosten sprengt allerdings auch den Rahmen einer soliden Leitlinienentwicklung.

Entscheidungs*unterstützung* bedeutet schließlich nicht ein Muss bei der Anwendung beim individuellen Patienten und ist damit keine Richtlinie. Dieses Missverständnis in Deutschland erklärt sich stark aus dem Prinzip der Unsicherheit (uncertainty) medizinischer Entscheidungen, das im angelsächsischen Bereich quantitativ analysiert wird. Das Ausmaß von Entscheidungsunterstützung durch verschiedene statistische Verfahren, meist mit dem Bayes Theorem, muss dabei evaluiert werden. Gleiches gilt für die Leitlinie nach ihrer Implementierung als einem aktiven sozialen und sozialpsychologischen Prozeß (z.B. nach Barrierenanalyse).

Für die weitere, inzwischen erfolgreiche Leitlinienentwicklung in Deutschland benötigen wir deshalb weiterhin ein kontinuierliches Leitlinienentwicklungssystem, das die AWMF in den letzten drei Jahren zusammen mit der ärztlichen Selbstverwaltung (ÄZQ) aufgebaut hat [1, 2]. Die Deutsche Gesellschaft für Gefäßchirurgie hat sich ihm erfolgreich angeschlossen.

Literatur

1. Kopp I, Encke A, Lorenz W (2002) Leitlinien als Instrument der Qualitätssicherung in der Medizin – das Leitlinienprogramm der Arbeitsgemeinschaft Wissenschaftlicher Fachgesellschaften (AWMF). Bundesgesundheitsbl. – Gesundheitsforsch. – Gesundheitsschutz 45: 223–233
2. Lorenz W, Ollenschläger G, Geraedts M, Gerlach FM, Gandjour A, Helou A, Kirchner H, Koller M, Lauterbach K, Reinauer H, Sitter H, Thomeczek C (2001) Das Leitlinien-Manual. Entwicklung und Implementierung von Leitlinien in der Medizin. Z. aerztl. Fortbild. Qual.sich. 95 (Suppl I): 1–84

Anschrift des Verfassers:
Prof. Dr. med. Wilfried Lorenz
Institut für Theoretische Chirurgie
Klinikum der Philipps-Universität Marburg
Baldingerstraße
35043 Marburg

Leitlinien in der Angiologie und Gefäßchirurgie – Erfahrungen in der Schweiz

P. Stierli
Universitäres Zentrum für Gefäßchirurgie Aarau/Basel, Kantonsspital Aarau

Um über Leitlinien, d.h. letztendlich die Zusammenarbeit zwischen Angiologen und Gefäßchirurgen in der Schweiz zu sprechen, ist es erforderlich kurz auf deren spezielle Situation einzugehen.

Die Angiologie hat sich in der Schweiz sehr früh, v.a. in Zürich und Bern, als Teilgebiet der inneren Medizin entwickelt. Es waren die kathetertechnischen Pionierleistungen von Grüntzig in Zürich und Mahler in Bern, welche der Angiologie kräftigen Rückenwind gaben. Bis heute gibt es an allen Universitäten und den meisten großen Spitälern angiologische Abteilungen, an denen kathetertechnisch aktive Angiologen arbeiten. In aller Regel sind aber daneben auch die Radiologen kathetertechnisch aktiv, was da und dort zu erheblichen Spannungen und Krisen führt.

Die Gefäßchirurgie in der Schweiz ist ebenfalls speziell, da sie historisch an 4 von 5 Universitäten mit der Herzchirurgie verknüpft ist. An größeren und mittleren Spitälern, welche keine Herzchirurgie haben, wird die Gefäßchirurgie von interessierten Allgemeinchirurgen betreut. Die Abklärung und Nachbetreuung der Patienten ist sehr individuell organisiert und abhängig von der Spitalstruktur. Eigentliche gefäßchirurgische Abteilungen existieren an diesen Kliniken nicht, sodass sowohl Abklärung, Therapie wie Nachsorge sehr individuell erfolgen.

Zusammenfassend lässt sich sagen, dass Angiologen und gefäßchirurgisch interessierte Chirurgen in der Schweiz in der Regel problemlos zusammenarbeiten und die Probleme miteinander im Team lösen.

Offizielle Leitlinien, welche von der Gesellschaft für Gefäßchirurgie und der Gesellschaft für Angiologie zusammen ausgearbeitet wurden, sind nicht existent. Die Leitlinien sind somit individuell in jeder Klinik verschieden.

An dieser Stelle soll nicht auf Details und Schemata bzgl. Diagnostik und Nachbehandlung eingegangen werden, da dies, wie bereits erwähnt, in der Schweiz nicht von den Fachgesellschaften geregelt ist, sondern auf eigenen Erfahrungen in der Zusammenarbeit mit der Angiologie einerseits am Kantonsspital Aarau, andererseits am Universitätsspital Basel beruht. Die Führung einer gefäßchirurgischen Abteilung an 2 Häusern ermöglicht das Aufzeigen der Unterschiede der beiden Angiologien, welche voneinander getrennt sind. Meine Ausführungen bestätigen, dass historisch gewachsene Strukturen und Verbindungen in solchen Gefügen weitaus wichtiger sind als Strukturen, die auf dem Papier entworfen und schließlich mit dem Label „Zentrum" versehen werden.

Das universitäre Zentrum für Gefäßchirurgie hat ein Standbein im Kantonsspital Aarau, dem Zentralspital des Kantons Aargau mit knapp 600.000 Einwohnern. Das andere Standbein ist am Universitätsspital Basel, dem Kantonsspital des Kantons Basel Stadt mit einem Einzugsgebiet von rund 250.000 Einwohnern. Das Einzugsgebiet für Gefäßpatienten ist größer, da Nachbarkantone z.T. die Infrastruktur des Universitätsspitals für die Betreuung ihrer Patienten benutzen. Zu bedenken ist, dass das Gesundheitswesen in der Schweiz streng kantonal geregelt und eine freie Arztwahl nicht garantiert ist.

Sowohl das Kantonsspital Aarau wie das Universitätsspital Basel betreiben eine eigene und voneinander unabhängige angiologische Abteilung. In Aarau besteht ein historisch gewachsenes Gleichgewicht zwischen den Aktivitäten der angiologischen und den Aktivitäten der gefäßchirurgischen Abteilung. Beide Abteilungen führen eine eigene Sprechstunde gemäß Zuweisung der Hausärzte. Alle Patienten werden an der interdisziplinären Gefäßkonferenz zusammen mit den Radiologen, welche keine eigene Sprechstunde führen, besprochen. An dieser Indikationenkonferenz wird die geeignete Therapie für jeden einzelnen Patienten im interdisziplinären Gespräch herausgearbeitet. Die Abklärungen sind nicht streng standardisiert, haben sich aber im Laufe der Zeit so eingespielt, dass jeder weiß, was der andere will und braucht.

Die Nachsorgen im Kantonsspital Aarau sind relativ schematisch geregelt und erfolgen in der Regel durch diejenige Abteilung, welche den Patienten hauptsächlich betreut hat. Operierte Patienten werden dementsprechend von den Gefäßchirurgen nachkontrolliert, obschon diese für spezielle Untersuchungen ihre interdisziplinären Partner beauftragen. Dies gilt z. B. für Duplexsonographien, welche die Chirurgen nicht selbst durchführen.

Als Beispiel sei die Nachsorge nach infrainguinalem Venenbypass erwähnt. Noch während der Hospitalisation nach Primäreingriff erfolgt eine Duplexsonographie entweder durch die Kollegen der Angiologie oder der Radiologie. Vor Austritt werden von den Assistenten der Chirurgie die Knöchelverschlussdrucke oder im chirurgischen Gefäßlabor der Großzehenverschlussdruck gemessen. Die Resultate der Duplexsonographie und der peripheren Druckmessung werden im Austrittsbericht erwähnt.

Falls nichts Außergewöhnliches bemerkt wurde, erfolgt die erste Kontrolle nach 8 – 12 Wochen, wieder mit Duplexsonographie bei den Angiologen oder Radiologen zusammen mit der nichtinvasiven Ausmessung im Labor der Gefäßchirurgie. Gleichzeitig wird der Patient vom operierenden Chirurgen klinisch untersucht. Weitere Kontrollen erfolgen bei normalem Verlauf nach 6 und 12 Monaten, dann jährlich. Falls Probleme auftreten, kann von diesem Nachkontrollschema jederzeit abgewichen werden.

Dieses „follow up" hat sich am Kantonsspital Aarau sehr gut etabliert und entspricht der absolut klaren Forderung, dass der Chirurg sowohl die präoperativen Abklärungen wie auch die Nachkontrolluntersuchungen bei operierten Patienten unter seiner Hand führen muss. Dies gilt für alle gefäßoperierten Patienten, inklusive Stentgraft bei Bauchaortenaneurysma. Patienten, welche an der Karotis operiert wurden, werden nur 1-mal in der gefäßchirurgischen Sprechstunde vom Operateur gesehen. Die weiteren Kontrollen erfolgen durch die Neurologen je nach Befund, hauptsächlich zur Beurteilung der Gegenseite.

Die Zusammenarbeit zwischen Angiologen und Gefäßchirurgen in Aarau funktioniert demnach absolut problemlos.

Die Situation am Universitätsspital Basel kann wiederum ein kleiner Exkurs in die Geschichte erklären. Der berühmte Direktor der Basler Allgemeinchirurgischen Universitätsklinik Prof. Allgöwer hat die Gefäßchirurgie sehr früh aus seinem Haus in die Dépendence ins Nachbarspital Bruderholz geschickt. Der Gefäßchirurg war Professor Waibel, der dann viele Jahre seine gefässchirurgischen Aktivitäten im Kantonsspital Bruderholz weiterentwickelt hat. Unsinnigerweise hat sich aber in der gleichen Zeit die Angiologie am Universitätsspital Basel unter Professor Widmer entfaltet.

Es enstand eine durch die geographische Trennung verständlicherweise schwierige, wenn auch in der damaligen Zeit fruchtbare Zusammenarbeit.

Nach der Ära Allgöwer versuchte sein Nachfolger, der vor kurzem emeritierte Professor Harder, die Gefäßchirurgie wieder zurück ins Universitätsspital Basel zu nehmen. Der inzwischen massiv verstärkte kantonale Zwist zwischen Kanton Baselland, wo das Spital Bruderholz steht, und dem Kanton Basel-Stadt, in welchem sich das Universitätsspital befindet, hat leider diese Überführung der Gefäßchirurgie ins Universitätsspital politisch verunmöglicht. So hat sich am Universitätsspital in Basel eine eigene Gefäßchirurgie unter den Herren Landmann und Stirnemann entwickelt, während die gefäßchirurgische Abteilung am Kantonsspital Bruderholz durch Dr. Christoph Koella weitergeführt wird.

Die fehlende gefäßchirurgische Abteilung am Universitätsspital hat dazu geführt, dass eine sehr große und konservative angiologische Abteilung entstanden ist. Diese Abteilung ist es schlicht nicht gewohnt mit einem Gefäßchirurgen zusammenzuarbeiten, welcher sich auch um Diagnose und Nachsorge kümmern möchte. So kam es zu einem großen Erstaunen des Angiologen, als die gefäßchirurgische Abteilung eine eigene Sprechstunde aufbauen wollte. Dieses Problem ist bis zum jetzigen Zeitpunkt nicht restlos erledigt, zeigt aber, wie historisch gewachsene Strukturen und spezielle Persönlichkeiten die interdisziplinäre Zusammenarbeit erschweren können.

Viele namhafte Gefäßchirurgen aus der ganzen Welt haben in den letzten Jahren vor dem Untergang des konventionellen Gefäßchirurgen gewarnt und haben vor lauter endovaskulärer Besessenheit den interdisziplinären Gedanken vergessen oder verdrängt. Hier liegt aber nicht das eigentliche Problem, denn die operative, d.h. offene Gefäßchirurgie wird nie aussterben, sie wird höchstens zahlenmäßig reduziert. Viel wichtiger ist die Beteiligung des Gefäßchirurgen an der Abklärung und Nachsorge der Patienten. In diesem Punkt müssen wir unsere Aktivität konzentrieren, um nicht, ähnlich den Herzchirurgen, vom Patientenstrom abgedrängt zu werden. Es darf nicht die Konstellation entstehen, wie sie sich an vielen Orten zwischen Kardiologen und Herzchirurgen entwickelt hat. Herzchirurgen wurden nur noch zu den ausführenden Organen der Kardiologen. Zwischenzeitlich haben viele Herzchirurgen den direkten Zugang zum Patienten verloren, sodass die Kardiologen sämtliche Therapien und Nachsorgen eigenmächtig dirigieren.

Aus diesem Grund ist eine unabhängige Patientenab- und aufklärung durch den Chirurgen unerlässlich. Das Gleiche gilt für die Nachsorge. Nur so wird sichergestellt, dass alle Patienten an der interdisziplinären Gefäßsprechstunde vorgestellt werden. In Basel werden nur diejenigen Patienten vorgestellt, bei denen die Angiologen glauben, dass eine chirurgische Therapie nötig sei. Alle andern Patienten werden nicht gezeigt und kommen daher nicht in den Genuss einer wirklich interdisziplinären Beurteilung.

Zusammenfassend kann festgehalten werden, dass in der Schweiz keine offiziellen Leitlinien für die Behandlung von Patienten zwischen Angiologen und Gefäßchirurgen vorhanden sind. Zu vielfältig sind die Spitalstrukturen und zu speziell haben sich die einzelnen Disziplinen entwickelt. Das interdisziplinäre Denken, welches durch Leitlinien verbessert werden kann, sollte im Vordergrund stehen. In dieser interdisziplinären Zusammenarbeit muss der Gefäßchirurg in Diagnostik und Nachsorge aktiv bleiben und wird diese Tätigkeiten nicht aus Bequemlichkeit delegieren.

Anschrift des Verfassers:
Prof. Dr. med. P. Stierli
Universitäres Zentrum für Gefäßchirurgie Aarau/Basel
Kantonsspital
5001 Aarau, Schweiz

Leitlinien in der Angiologie und Gefäßchirurgie – Erfahrungen aus Österreich

G. W. HAGMÜLLER, CH. SENEKOWITSCH
1. Chirurgische Abteilung mit Schwerpunkt Gefäßchirurgie, Wilhelminenspital Wien

Einleitung

Eine Diskussion über die Erstellung von Leitlinien für Diagnosestellungen und Therapieentscheidungen in der Gefäßchirurgie, wie sie in Deutschland von der Arbeitsgemeinschaft medizinisch-wissenschaftlicher Fachverbände (AWMF) initiiert und gefördert wird, hat in Österreich bis heute noch nicht stattgefunden.

Vor genau 35 Jahren, 1968, begann die wissenschaftliche Eigenständigkeit der Gefäßchirurgie in Österreich mit Gründung der österreichischen Gesellschaft für Gefäßchirurgie (ÖGG). Die Initiative ging von Keimzellen der damaligen Gefäßchirurgie in Wien und Innsbruck aus. Diese Proponenten der österreichischen Gefäßchirurgie (H. Denck, F. Piza, O. Wagner, F. Judmaier) bauten über die kommenden Jahrzehnte mit ihrem Mitarbeiterstab eine den internationalen Maßstäben angepasste Diagnostik sowie gefäßchirurgische Standards auf. In nationalen und internationalen Vergleichen erfolgte eine Entwicklung dieser Standards, die bis heute im Fluss ist und im Rahmen der Ausbildungsvorschriften der ÖGG weitergegeben wird. Derzeit haben österreichweit 22 chirurgisch-gefäßchirurgische Abteilungen die Ausbildungsberechtigung zum Facharzt für Gefäßchirurgie. 1983 erlangte der „Additivfacharzt für Gefäßchirurgie" Rechtswirksamkeit. Die Ausbildungserfordernisse sind im Rasterzeugnis und im Operationskatalog von der ÖGG festgelegt und rechtswirksam von der österreichischen Ärztekammer übernommen worden. Mit diesen Ausbildungsbedingungen sind somit die geforderten Standards in der Gefäßchirurgie im Großen und Ganzen festgelegt.

Um die derzeitigen Standards an den Ausbildungskliniken in Österreich festzustellen, wurde von den Autoren im Frühjahr 2002 mit Hilfe einer Fragebogenaktion der derzeitige Stand und damit auch eine Abfrage von praktizierten Leitlinien der Gefäßchirurgie an den 22 Ausbildungskliniken in Österreich durchgeführt. 20 von 22 Abteilungen nahmen an dieser Erhebung teil.

Ergebnisse

Abteilungsstrukturen

Von den 20 Abteilungen sind 5 rein gefäßchirurgische Kliniken, 15 Abteilungen betreiben schwerpunktmäßig Gefäßchirurgie neben ihren Aufgaben als allgemeinchirurgische Abteilungen. Angiographie und Computertomographie stehen in allen Krankenhäusern zur Verfügung, Magnetresonanzangiographien werden in 18 von 20 Krankenhäusern durchgeführt, 17 von 20 Abteilungen führen eine eigenständige gefäßchirurgische Ambulanz, nur 7 Abteilungen betreiben ein Gefäßlabor, 12 Abteilungen eine eigenständige Duplexsonographie. In 11 von 20 Krankenhäusern gibt es eine angiologische Abteilung im Krankenhaus.

Endovaskuläre Therapie

In allen 20 Krankenhäusern wird perkutane interventionelle Therapie von den Radiologen betrieben. 15 gefäßchirurgische Abteilungen führen intraoperative endovaskuläre Eingriffe durch, 5-mal gemeinsam mit den Radiologen, 8-mal alleine durch den Radiologen und 7-mal alleine durch den Gefäßchirurgen.

In der Erhebung der 2 derzeit brennendsten Punkte in der Gefäßchirurgie, der Karotis-PTA und der Endografttherapie beim infrarenalen Aortenaneurysma (AAA), zeichnet sich ein interessantes Ergebnis ab. In 12 der 20 Krankenhäuser werden primäre Karotis-PTAs (perkutane transluminale Angioplastie), vorwiegend von den Kardiologen, durchgeführt. In den 8 Krankenhäusern, die keine primäre Karotis-PTA durchführen, werden an 2 Abteilungen diese nur bei Rezidivstenosen indiziert. Da nicht anzunehmen ist, dass 60 % der Krankenhäuser an einer laufenden prospektiven Studie zur Karotis-PTA teilnehmen, scheinen manche den Weg der evidenzbasierten Medizin nicht zu beachten.

Aortenendografts werden in 14 von 20 Abteilungen implantiert. Das Zentrum dafür ist die gefäßchirurgische Klinik in Wien mit rund 60 Endografts pro Jahr, was 28 % aller Aortenendografts in Österreich entspricht. Die österreichweite Jahresimplantationsrate beträgt annähernd 220, wobei durchschnittlich 12 pro Jahr an 13 Abteilungen implantiert werden. An 6 gefäßchirurgischen Abteilungen werden keine Endografts zur Behandlung des infrarenalen Aortenaneurysmas durchgeführt.

Diese Zahlen zeigen einen beachtenswerten internationalen Standard in der Behandlung des AAA.

Karotischirurgie

19 von 20 Abteilungen führen Karotischirurgie durch. In einem dieser Krankenhäuser wird die Karotis von den Neurochirurgen operiert.

Diagnostik

74 % fordern einen präoperativen neurologischen Befund im Stadium I, 100 % (alle Abteilungen) im Stadium II – IV. Zur morphologischen Karotisabklärung begnügen sich nur 3 Abteilungen mit der farbkodierten Duplexsonographie (FKDS), an 16 Abteilungen (84 %) wird zur Operationsindikation die Kombination FKDS/Angiographie gefordert. Das Verhältnis digitale Subtraktionsangiographie (DSA) zu MRI-Angiographie beträgt 40:60, d. h. dass der supraaortischen angiographischen Gesamtbeurteilung der Vorzug gegeben wird. Eine kraniale Computertomographie (CCT) im Stadium I fordern 68 %, im Stadium II 90 % und im Stadium III und IV 100 % aller Karotischirurgien.

Gerade bei dieser Markeroperation der Gefäßchirurgie ist somit in der präoperativen Diagnostik an den österreichischen gefäßchirurgischen Abteilungen ein sehr hoher internationaler Standard gesetzt.

Operation

15 Kliniken operieren in Allgemeinnarkose, 4 Kliniken in Locoregionalanästhesie. In der Operationstechnik zeigt sich der Siegeszug der Eversionsendarterektomie, die an 17 Abteilungen praktiziert wird. Abhängig von der jeweiligen Karotismorphologie werden an 11 Abteilungen sowohl Eversions-TEA (Thrombendarteriektomie) als auch konventionelle TEA vornehmlich mit Patchplastik angewandt.

Instrumentelles zerebrales intraoperatives Monitoring, wie evozierte Pontenziale, transcranielle Dopplersonographie (TCD), Stumpfdruckmessung und pO2-Messungen praktizieren 13 Gefäßchirurgien (65%), 4 Abteilungen operieren in Locoregialanästhesie und führen somit das Neuromonitoring am wachen Patienten durch. 2 Abteilungen wenden kein intraoperatives zerebrales Monitoring bei Operation in Allgemeinnarkose an.

Dies spiegelt auch die international uneinheitlichen Ansichten über zerebrales Monitoring wider. Die Richtung hin zum Monitoring in Österreich ist begrüßenswert.

Zur intraoperativen Qualitätskontrolle nach Karotisrekonstruktionen wird die intraoperative Angiographie in knapp 50% herangezogen, 43% aller Abteilungen führen keine intraoperative Qualitätskontrolle der rekonstruierten A. carotis durch.

Bauchaortenaneurysma

Zur präoperativen Diagnostik für die offene Operation wird die Kombination von zumindest 2 Untersuchungen (CT und DSA/MRI-Angiographie) an 75% aller Abteilungen bevorzugt, in 25% lediglich eine Untersuchung (CT oder DSA).

Das Aortenaneurysma wird an 15 Abteilungen elektiv transperitoneal und an 5 Abteilungen elektiv extraperitoneal operiert. Das Verhältnis Tubegraft zu Bifurkationsprothese beträgt 31:69%. Dem traditionellen transperitonealen Zugang wird somit in Österreich eindeutig mehr Rechnung getragen. Bei internationaler Kenntnis der in über 90% mitbeteiligten Iliakalarterien erscheint der alleinige Tubegraftersatz beim Bauchaortenaneurysma mit 31% in Österreich etwas zu hoch.

In der postoperativen Qualitätskontrolle nach AAA wird an 4 Abteilungen routinemäßig eine Computertomographie durchgeführt und in 4 Fällen eine DSA. Dem Problem einer operationsimmanenten postoperativen ischämischen Kolitis wird an 8 Abteilungen Rechnung getragen, an denen routinemäßig eine postoperative Koloskopie durchgeführt wird. 50% aller Abteilungen geben keine wie immer geartete morphologische Kontrolle nach Operationen eines Bauchaortenaneurysmas an.

Infrainguinale Rekonstruktionen

Als primärer Gefäßersatz beim sog. PI-Bypass wird von 50% der Abteilungen Kunststoff und von 50% autologe Vene angewandt; als sekundärer Gefäßersatz beim PIII-Bypass (wenn kein autologes Bypassmaterial vorhanden ist) führt der Kunststoffprothesenbypass mit 90% (18 Abteilungen). Nur an 2 Abteilungen wird anstelle des Prothesenbypasses eine Bioprothese (Omniflow) prinzipiell eingebaut. Insgesamt ist jedoch die Biograftprothese (Omniflow) in Österreich als gutes sekundäres Gefäßersatzmaterial anerkannt, da es auch von den Abteilungen implantiert wird, die primär Kunststoff nehmen und hier der Biograft als alternatives Gefäßersatzmaterial angegeben wird. An 10 von 20 Abteilungen in Österreich ist der Biograft für infragenuale Bypassrekonstruktionen etabliert. Hier weichen die österreichischen Erfahrungen offensichtlich von den Erfahrungen in Deutschland ab, wo die Bioprothese als Gefäßersatz als Rarität angesehen werden muss.

Bei singulärer A. tibialis anterior ist der laterale Anteriorprothesenbypass an 7 Abteilungen (35%) die Bypassrekonstruktionsform der ersten Wahl, der anatomisch verlegte autologe Venenbypass wird an 13 Abteilungen (65%) bevorzugt. Stellt sich die Frage der Alternative bei der Wahl des Bypassmaterials bei sonstigen kruralen Rekonstruktionen wie Posterior- oder Interosseabypass, so wird der Prothesenbypass dezidiert von 5 Abteilungen abgelehnt. 14 Abteilungen bejahen den Prothesenbypass alternativ mit der Omniflowprothese, die an 9 Abteilungen für krurale Rekonstruktionen herangezogen wird.

Majoramputationen werden an 19 gefäßchirurgischen Abteilungen vom Gefäßchirurgen durchgeführt, 1 Abteilung delegiert diese Operation an den Orthopäden.

A. subclavia

Die Subklaviastenose wird in 95% mittels PTA behandelt. Bei der Stenose wird in 5% primär operiert, beim Verschluss geben 15% sowohl PTA als auch Operation an. Der Subklaviaverschluss wird in knapp 50% aller Abteilungen primär operiert. Als Operationsmethode der Wahl hat sich die Subklaviatransposition an 17 Abteilungen in Österreich durchgesetzt.

Varizenchirurgie

12 Abteilungen (60%) geben für die präoperative Diagnostik Dopplersonographie und aszendierende Pressphlebographie an. In nur 5 Abteilungen (25%) wird alleine aufgrund der Duplexsonographie operiert, 3 Abteilungen operieren eine Stammvarikose mit alleiniger Phlebographie. Dem von W. Hach geforderten präoperativen diagnostischen „golden standard" der Phlebographie wird somit an einem Großteil der österreichischen gefäßchirurgischen Abteilungen Rechnung getragen. An 18 Abteilungen wird der Varizenpatient im Durchschnitt 2,35 Tage aufgenommen, nur 2-mal wird tagesklinisch operiert.

Zusammenfassung

An den 20 ausbildungsberechtigten gefäßchirurgischen Abteilungen entsprechen die Krankenhaus- und Abteilungsstrukturen größtenteils den Anforderungen optimaler angiologischer und chirurgischer Therapie. Flächendeckend werden interventionelle endovaskuläre Eingriffe sowohl perkutan als auch intraoperativ durch den Radiologen, gemeinsam oder alleine durch den Gefäßchirurgen durchgeführt. Auffallend erscheint, dass in mehr als der Hälfte aller Krankenhäuser mit gefäßchirurgischen Spezialabteilungen primäre Karotis-PTAs durchgeführt werden, was sicherlich nicht den Regeln der evidenzbasierten Medizin entspricht. Hier muss an der Basis gefäßchirurgische Überzeugungsarbeit in dem Sinne geleistet werden, dass nur im Rahmen einer laufenden prospektiven Studie die primäre Karotis-PTA angeboten werden darf. Der Endograft beim AAA ist in Österreich durch die Pionierarbeit des Wiener AKH zu einem etablierten Eingriff mit sehr bedachten Indikationen geworden, und an fast allen Abteilungen wird dieser Eingriff angeboten. Die Implantationszahlen sind als nicht sehr hoch anzusehen, was die kritische Stellungnahme zu dieser Therapieform in Österreich aufzeigt. Sehr einheitlich sind die Standards in der Karotischirurgie, was die präoperative Diagnostik, aber auch die Operation betrifft. Der „golden standard" der präoperativen Angiographie wird von fast 85 % aller Gefäßchirurgen gefordert, der Trend zur MRI-Angiographie ist deutlich erkennbar. Der anscheinende Vorteil der Locoregionalanästhesie wird in Österreich noch mit Zurückhaltung bewertet, da nur 4 Abteilungen diese Technik routinemäßig anwenden. Dass annähernd 40 % aller Gefäßchirurgien keine intraoperative morphologische Qualitätskontrolle durchführen, entspricht nicht den Standards. Dies ist möglicherweise auf die mancherorts noch ungenügende Ausstattung in den Operationssälen bei fehlender intraoperativer DSA zurückzuführen. Die offene Chirurgie des Bauchaortenaneurysmas entspricht den europäischen Standards. Das Verhältnis der Implantation Tubegraft zur Bifurkationsprothese erweckt jedoch den Eindruck, dass zu viele „kleine AAAs" operiert werden. Mit der Zunahme des AAA-Durchmessers auf 5,5 – 6 cm steigt die aneurysmatische Beteiligung der Iliakalarterien signifikant an.

Als Gefäßersatz bei Femoralarterienrekonstruktionen oberhalb des Kniegelenks werden Prothesenbypass bzw. autologe Vene im Verhältnis 50:50 eingesetzt. Der sekundäre Gefäßersatz beim infragenualen Bypass wird vom Prothesenbypass dominiert. Die Bioprothese (Omniflow) hat sich jedoch als alternatives sekundäres Gefäßersatzmaterial an vielen Abteilungen durchgesetzt. Der früheren Euphorie in Bezug auf den lateralen Anteriorbypass ist in 65 % der Abteilungen in Österreich die Ernüchterung angesichts der Überlegenheit des anatomisch verlegten autologen Bypasses gefolgt. Bei sonstigen sekundären kruralen Rekonstruktionen wird erstaunlicherweise dem Prothesenbypass gegenüber der Möglichkeit der Bioprothese der Vorzug gegeben. Dies zeigt, dass auch bei uns dieses Problem noch lange nicht optimal gelöst ist.

Die A. subclavia scheint eine Domäne der interventionellen Techniken zu sein. Im Falle einer Operation ist der Trend zur Subklaviatransposition deutlich erkennbar.

In der Varizenchirurgie herrscht Uneinigkeit hinsichtlich der präoperativen Diagnostik. Der Großteil der österreichischen Chirurgie bevorzugt eine Sonographie und eine phlebographische Dokumentation, was nach Meinung der Autoren auch der forensisch sicherere Weg ist. Der Wildwuchs an „Varizenspezialisten" macht eine präoperative Röntgendiagnostik nach den Erfahrungen der letzten Jahre eigentlich zwingend notwendig.

Obwohl es in Österreich keine Leitliniendiskussion wie in Deutschland gibt, haben wir hier nach dieser Strukturerhebung eine relativ überschaubare diagnostische und therapeutische Linie mit hohem Qualitätsstandard in Österreich feststellen können.

Für die Verfasser:
Prof. Dr. med. G. Hagmüller
1. Chirurgische Abteilung
Wilhelminenspital
Montlearstr. 37
1160 Wien, Österreich

Leitlinien in der Angiologie und Gefäßchirurgie – Klinikspezifische Erfahrungen

T. Hupp

Klinik für Gefäßchirurgie, Katharinenhospital Stuttgart

Soeben hat unsere Gesundheitsministerin Frau Ulla Schmidt den „runden Tisch" im Gesundheitswesen beendet und verkauft die beschlossenen Mehrheitsentscheidungen des Gremiums als Empfehlungen. Unter anderem hat der „runde Tisch" abgesegnet, dass eine gesteigerte Qualität und Wirtschaftlichkeit im Gesundheitswesen durch evidenzbasierte Behandlungs*leitlinien* erreicht werden sollen. Die Vorgabe der Qualitätsverbesserung und Wirtschaftlichkeitsreservenausnutzung durch Leitlinien ist für unser ärztliches Handeln also ganz hoch und brandaktuell angesetzt. Die Entwicklung von Leitlinien soll einen Ausgangspunkt vor neuen Strategien – sog. „Clinical pathways" – zur Unterstützung von Ärzten und Pflegenden bei der Entscheidungsfindung in Behandlungsprozessen bilden.

Leitlinien und Standards stellen in der Medizin Instrumente dar, um das „Unnötige" zu vermeiden und das „Notwendige" zu gewährleisten, wie es im Sachstandsbericht 1994 des Sachverständigenrates für die konzertierte Aktion im Gesundheitswesen nachzulesen ist [4]. Die Definition der Leitlinie ist eng verbunden mit den Qualitätsstandards. Die Leitlinien sollen die „Wie-Beschaffenheit" beschreiben, also die Frage: Wie und durch was gelange ich zu einer Diagnose, wie und durch was erreiche ich eine angemessene Therapiequalität? Die Definition des Standards ist gleichzusetzen mit der Norm, die sich aus der Ermittlung der Qualität als mittlere Leistungsbreite ergibt. Ergänzend soll noch die Richtlinie als fixierte, standardsetzende und rechtsverbindliche Vorgabe bzgl. Qualität (kein Ermessensspielraum) definiert werden [3, 9]. Diese ganzen Vorgaben des ärztlichen Handelns mit Leitlinien, Standards und Richtlinien sollten aber auch einmal der Grundstatute aus der Bundesärzteordnung zur Definition des Berufsbildes „Arzt" gegenübergestellt werden: „soll seiner ganzen Natur nach ein freier Beruf sein"! Trotz aller Berufsfreiheit soll aber auch mit den Leitlinien nur ein Handlungskorridor aufgezeigt werden, der sich in rationalen Grenzen bewegen und der der Mehrzahl der Patienten eine sichere Versorgungsqualität gewährleisten soll [1]. Bei Leitlinieneinführung in eine Klinik ergibt sich konsekutiv die Einführung von sog. Patientenpfaden („clinical pathways"). Die Leitlinien empfehlen also, welche Behandlungen ein Patient erhalten soll, die Patientenpfade legen fest, wann, wo und in welcher Reihenfolge eine Behandlung ablaufen soll und was das Ziel jeder Behandlungsphase ist [3, 4, 7]. Das Fließdiagramm über die erforderlichen Schritte der Abklärung bei einem Karotispatienten (Abb. 1) zeigt solch einen „clinical pathway" in der Funktion den Ablauf von Untersuchungsschritten zu koordinieren oder zu standardisieren. Einzustufen wäre das Vorgehen nach diesem Schema unter der Rubrik „Prozessqualität". Die Abb. 2 zeigt den „clinical pathway" wieder bei der gleichen Erkrankung unter Berücksichtigung der Wirtschaftlichkeitsoptimierung am Beispiel der prästationären Abklärung. Hier spiegelt sich besonders der nicht zu vernachlässigende Faktor (Patientenerwartungen) wider. Die Wiedervorstellungstermine

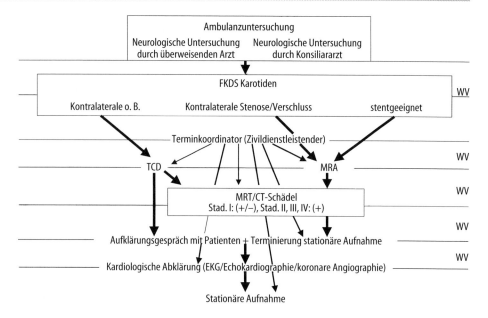

Abb. 1. „Outpatient clinical pathway" bei Karotisstenose (*FKDS* farbkodierte Duplexsonographie, *TCD* Transkranielle Dopplersonographie, *MRA* Magnetresonanzangiographie, *MRT* Magnetresonanztomographie, *WV* Wiedervorstellung)

(WV) sind als gestrichelte Linien dargestellt. Bei einem Abwickeln der Diagnoseabklärung und Therapiefestlegung mit Hilfe der prästationären Behandlung sind 2 Wiedervorstellungstermine erforderlich, im Vergleich dazu bei dem „clinical pathway" in Abb. 1 u. U. 5. Somit schließt sich der Kreis zur Definition der Leitlinien und der Patientenpfade, welche medizinischen Maßnahmen sind erforderlich und leistungsbegründend, welche Maßnahmen sind überflüssig und somit anspruchseinschränkend. Wir sind aufgefordert unsere ärztliche Versorgung finanzierbar zu machen und dabei ein festzulegendes Qualitätsniveau zu halten. Dabei ist es aber von entscheidender Bedeutung, dass die Leitlinien, um im klinischen Alltag wirksam zu sein, eine enge Beziehung zur aktuellen und örtlichen Situation im Krankenhaus brauchen, in der die medizinische und pflegerische Tätigkeit stattfindet. Diese Forderung bedingt konsekutiverweise die sog. interne, klinisch-spezifische Leitlinie [6, 8]. Diese Leitlinien bestimmen dann die klinisch-spezifischen Patientenpfade. Das Ziel dieser „clinical pathways" ist es Patientenerwartungen zu erkennen, Prozesse zu entdecken, die für die spezifischen Verweildauern verantwortlich sind und Methoden zu entwickeln, welche die Qualität und Kosteneffizienz in der Patientenbehandlung gleichermaßen berücksichtigen [5, 8]. Aus der wirtschaftlichen Ecke gesehen sind dann logischerweise die Ziele Transparenz in der Leistungserbringung und Kostenkalkulation um damit kostengünstige Leistungen zu einem definierten Qualitätsstandard anbieten zu können [6]. Die Literatur gibt nur Weniges her, wo die Effzienz solcher eingeführten Leitlinien und „pathways" belegt wird. So konnten Dardik et al. [2] zeigen, dass die „cost of health" im Rahmen einer elektiven Karotisoperation durch Aufstellung

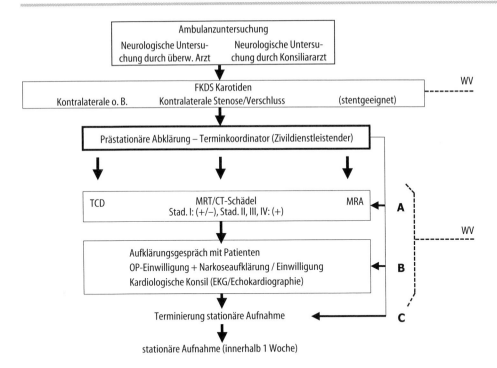

Abb. 2. „Clinical pathway" bei Karotisthrombendarteriektomie (*FKDS* farbkodierte Duplexsonographie, *TCD* Transkranielle Dopplersonographie, *MRA* Magnetresonanzangiographie, *MRT* Magnetresonanztomographie, *WV* Wiedervorstellung)

von logischen Diagnose- und Therapiepfaden die Kosten für eine Karotisoperation von 12.900 Dollar auf 8.600 Dollar unter Anwendung von kritischen klinischen Patientenpfaden senken konnte.

Neben der zu erwartenden Prozessoptimierung durch die Einführung von Leitlinien und Patientenpfaden kann also auch von einer Gewinnoptimierung ausgegangen werden. Letztendlich bieten aber die Leitlinien und Patientenpfade Behandlungskorridore in der Diagnostik und Therapie, die ein standardisiertes Handeln erreichen können.

Literatur

1. Bauer H (1998) Leitlinien als Grundlage rationalen ärztlichen Handelns. Bayrisches Ärzteblatt 1: 3–8
2. Dardik A, Williams GM, Minken SL, Perler BA (1997) Impact of a critical pathway on the results of carotid endarteriectomy in a tertiary care university hospital: effect of methods on outcome. J Vasc Surg 26: 186–192
3. Grimshaw MJ, Russell IT (1993) Effect of clinical guidelines on medical practice: a systematic review of rigorous evaluations. Lancet 342: 1317–1322
4. Hoffmann H (1998) Leitlinien in der Medizin. Das Krankenhaus: 585–592
5. Hupp T, Geyer V, Schall R (1997) Betriebswirtschaftliches Klinik-Management, Kalkulation und Realität. In: Jost JO, Langkau GH (Hrsg) Leitlinien in der Chirurgie, GSG-Umsetzung in der Praxis. Darmstadt: Steinkopff Verlag, Darmstadt: 159–161
6. Müller HP, Schmid K, Conen D (2001) Qualitätsmanagement: Interne Leitlinien und Patientenpfade. Med Klein 96: 692–697

7. Schmid K, Müller HP, Conen D (2000) Integrated patient pathways: mipp – a tool for quality improvement and cost management in health care. Pilot study on the pathway "acute myocardial infarction". Int J Health Care Qual Assurance 13: 87–92
8. Thiemann H (1996) Clinical Pathways, Instrumente zur Qualitätssicherung. f & w 5: 454–457
9. Vosteen KH (1997) Leitlinien aus der Sicht der AWMF. Kongressbericht. Langenbecks Arch Chir (suppl II): 57–60

Anschrift des Verfassers:
Prof. Dr. med. T. Hupp
Klinik für Gefäßchirurgie
Klinikum Stuttgart, Katharinenhospital
Kriegsbergstr. 60
70174 Stuttgart

Neue Entwicklungen / Neue Techniken in der Angiologie und Gefäßchirurgie

Gentechnologische Therapieansätze – Therapeutische Angiogenese

I. Baumgartner
Herz- und Gefäßzentrum, Universitätsklinik Bern

Nach mehr als 5 Jahren klinischer Erfahrung mit angiogenen Wachstumsfaktoren zur Steigerung der Kollateralgefäßentwicklung (therapeutische Neovaskularisierung) haben wir weiterhin keine gesicherten, plazebokontrollierten Daten, die ihre klinisch relevante therapeutische Potenz sichern [3, 6, 7]. Mit Augenmerk auf pathophysiologische Abläufe bleibt die Frage, welchen Einfluss eine stimulierte Angiogenese (Denovo-Kapillarsprossung, intussuseptive Angiogenese [4]) haben kann, wenn 10.000 (10^4) Kapillaren mit einem Durchmesser von 0,2 mm nötig wären, um den segmentalen Widerstand einer Arterie von 2 mm Durchmesser zu kompensieren. Aus Tiermodellen wissen wir, dass angiogene Wachstumsfaktoren (z. B. VEGF, FGF 1 und 2) nicht nur Angiogenese, sondern v. a. auch Arteriogenese (In-situ-Erweiterung von Kollateralen, Umbau von Arteriolen in mehrschichtige muskuläre Kollateralgefäße) stimulieren [9, 10]. Bleibt berechtigterweise die Frage ob sich bei Patienten mit langjähriger Arterienkrankheit und bereits ausgebildeten, gereiften Kollateralgefäßen Arteriogenese überhaupt noch stimulieren lässt.

Zur Diskussion steht die Frage nach der Applikationsform angiogener Wachstumsfaktoren. Vorteil einer repetitiven, intramuskulären Applikation von Wachstumsfaktoren kodierender Plasmid-DNA (nichtviraler Gentransfer) ist die relative Sicherheit dieser Therapieform im Vergleich zu einer systemischen Infusion rekombinanter Wachstumsfaktoren in Proteinform [1]. Dies im Licht einer im „Nature Medicine" erschienen Publikation, die gezeigt hat, dass eine intraperitoneale (systemische) Gabe von rekombinantem VEGF-A zu einer Progression der Arteriosklerose bei Versuchstieren führt. Transgenexpression und Bioaktivität nach intramuskulärer lokaler Gentherapie mit phVEGF$_{165}$ (VEGF-Plasmid) wurde erstmals bei Patienten mit kritischer Extremitätenischämie gezeigt. Patienten entwickelten neu oder verstärkt ein asymmetrisches Beinödem auf der behandelten Seite (VEGF „vascular permebility factor") zeitlich korrelierend zu einem leichten Anstieg des systemisch messbaren VEGF Spiegels 1 bis 2 Wochen nach Therapie mit phVEGF$_{165}$ [2].

Wichtig scheint im Moment eine geeignete Patientenselektion bei negativen oder nur im Trend positiven, plazebokontrollierten Phase-II-Studien bei Patienten mit koronarer (VIVA-trial [5]) oder peripherer arterieller Verschlusskrankheit (rekombinantes FGF-2 (TRAFFIC-trial) bei Patienten mit Claudicatio intermittens (www.prnewswire.com, www.4.od.nih.gov/oba/protocols.pdf). Weitere nicht überzeugende Studien könnten das Aus einer potenten (Ultima Ratio) Therapieform bei schwerer arterieller Verschlusskrankheit bedeuten. Patienten mit chronisch kritischer Extremitätenischämie scheinen ein geeigneteres Patientenkollektiv zu sein als Patienten mit Claudicatio intermittens. Objektive Parameter wie Heilung ischämischer Läsionen sowie die Verhinderung von Amputationen sind ein hohes Ziel, rechtfertigen aufgrund der ernsten Prognose aber auch das Risiko von Nebenwirkungen durch angiogene Wachstumsfaktoren. Zu nennen sind hier an erster Stelle die Plaqueangiogenes (Progression der Arteriosklerosem, Plaqueinstabilität), Tumorangioneogenese, Angiomgenese durch Überstimulation. Es soll aber nicht unerwähnt bleiben, dass eine klare Definition von Endpunkten vorliegen muss. Verhinderung von großen Amputationen ist kaum ein realisierbarer Endpunkt für Phase-II-Studien, da bei „nur" 30 – 50% Unterschenkelamputationsrate bei nichtrevaskularisierbarer, chronisch kritischer Extremitätenischämie innerhalb eines Jahres rechnerisch mehrere hundert Patienten eingeschlossen werden müssten. Da Einflussfaktoren wie Infekte, Herzinsuffizienz oder spontane Verbesserungen die Beurteilung klinischer Endpunkte wie Heilung von Läsion beeinträchtigen, sollten solide sekundäre Endpunkte zur Quantifizierung von Perfusionsveränderungen Beachtung finden. In einer Arbeit unserer Gruppe konnten wir zeigen, dass die routinemäßig angewandten nichtinvasiven Untersuchungstechniken kaum ausreichend valide sind. Als zuverlässigste Methode hat sich die Großzehendruckmessung erwiesen. Neuere Methoden stellen Magnetresonanz(MR-)Techniken, u. a. die MR-Spektroskopie von ischämieinduziertem Deoxymyoglobin, dar [8]. Anstrengungen investieren wir momentan in die Erforschung der Expression von Wachstumsfaktoren und deren Rezeptoren im humanen Gewebe. Hoffung stellt eine konzeptionell überzeugend geplante geplante Phase-II-Studie mit der Substanz NV1FGF (repetitive intramuskuläre Applikation eines nichtviralen FGF-1-Plasmides) bei Patienten mit chronisch kritischer Extremitätenischämie dar.

Literatur

1. Baumgartner I, Isner JM (2001) Somatic gene therapy in the cardiovascular system. Ann Rev Physiol 63: 427–450
2. Baumgartner I, Rauh G, Pieczek A et al. (2000) Lower-extremity edema associated with gene transfer of naked DNA encoding vascular endothelial growth factor. Ann Intern Med 132: 880–884
3. Baumgartner I, Pieczek A, Manor O et al. (1998) Constitutive expression of phVEGF165 following intramuscular gene transfer promotes collateral vessel development in patients with critical limb ischemia. Circulation 97: 1114–1123
4. Carmeliet P (2000) Mechanisms of angiogenesis and arteriogenesis. Nature Med 6: 389–395
5. Henry TD, Annex BH, Azrin MA et al. (1999) Final results of the VIVA trial of rhVEGF for human therapeutic angiogenesis. Circulation 100 (18): I-476
6. Isner JM, Baumgartner I, Rauh G et al. (1998) Treatment of thrombangiitis obliterans (Buerger's disease) by intramuscular gene transfer of vascular endothelial growth factor: preliminary clinical results. J Vasc Surg 28: 964–975
7. Isner JM, Pieczek A, Schainfeld R et al. (1996) Clinical evidence of angiogenesis following arterial gene transfer of phVEGF165 in a patient with ischemic limb. Lancet 348: 370–374
8. Kreis R, Bruegger K, Skjelsvik C et al. (2001) Quantitative 1H magnetic resonance spectroscopy of myoglobin de- and re-oxygenation in skeletal muscle: reproducibility and effects of location and disease. Magn Reson Med 46: 240–248
9. Schaper W, Ito WD (1996) Molecular mechanisms of coronary collateral vessel growth. Circ Res 79: 911–919
10. van Royen N, Piek JJ, Buschmann I, Hoefer I, Voskuil M, Schaper W (2001) Stimulation of arteriogenesis; a new concept for the treatmen of arterial occlusive disease. Cardiovasc Res 49: 543–553

Anschrift des Verfassers:
Priv.-Doz. Dr. med. I. Baumgartner
Zentrum für Angiologie
Herz- und Gefäßzentrum der Universitätsklinik Bern
Freiburgstraße
3010 Bern, Schweiz

Neue Entwicklungen / Neue Techniken in der Gefäßchirurgie – Bioprothesen

R. Schmidt, S. Jost
Chirurgische Klinik, St. Johannisstift Paderborn

Einleitung

Die bisher erreichten Fortschritte auf dem Gebiet der rekonstruktiven Gefäßchirurgie waren ohne die Entwicklung geeigneter Gefäßprothesen nicht denkbar. Grundsätzlich kann zwischen synthetischen und biologischen Gefäßprothesen unterschieden werden. Unter den alloplastischen Gefäßprothesen haben sich jene aus Dacron oder PTFE durchsetzen und fest etablieren können. Unter den Bioprothesen besitzen heute lediglich die autogene Vena saphena magna, die allogene Arterie und Vene klinische Bedeutung. Die autogene Vene ist nach wie vor für den kleinkalibrigen Gefäßersatz das Material der Wahl. Früh- und Spätergebnisse der Einheilung, Infektresistenz, Häufigkeit von Aneurysmen und Durchgängigkeit bilden den Maßstab, an dem anderes Material gemessen wird. Eine der Hauptforderungen an Prothesen ist jedoch die ausreichende Verfügbarkeit hinsichtlich Länge und Durchmesser. Aus diesem Grunde ist die autogene Vena saphena magna im eigentlichen Sinne kein Gefäßersatzmaterial und ebenso die autogene Arterie, die in noch weit begrenzterem Maße zur Verfügung steht. So sind allogene Arterie, allogene Vena saphena magna, allogene Nabelschnurvene und xenogenes Material Grundlage für die Herstellung von Bioprothesen.

Allogene Gefäßprothesen

Die allogene Vene wurde erstmals von Carrel 1912 als Aortenersatz beim Hund implantiert und blieb über 2 Jahre durchgängig [9]. 1971 berichtete Ochsner über 50 Fälle. Die Durchgängigkeitsrate beim femoropoplitealen Bypass betrug 48%. In seinem eigenen Patientengut waren jedoch nach längerer Beobachtung von 22 Prothesen in femoropoplitealer Position nur noch 3 durchgängig. In weiteren Publikationen wurden Durchgängigkeitsraten von 71 – 39% angegeben [8]. Während frische allogene Venentransplantate in einigen Spezies wie der Ratte zu guten Ergebnissen führten, versagten sie sowohl im Hundeversuch als auch bei Anwendung beim Menschen. Die Aufbereitung der Vene mit Dialdehydstärke ähnlich der xenogener Prothesen führte im Tierexperiment zu einer Aneurysmarate von 100% mit nachfolgender Ruptur in 54% der Fälle. Erst die Kryokonservierung zeigte einen gangbaren Weg mit besseren Resultaten, wobei von einigen Autoren zusätzlich eine Immuntherapie nach Prothesenimplantation durchgeführt wurde. Maximale 1-Jahres-Durchgängigkeitsraten von 84% konnten erreicht werden. Beim femoroinfragenualen Bypass waren nach 5 Jahren noch 33% der Implantate durchgängig, mit Serviceoperation 43% [13]. Andere Autoren berichteten über 3-Jahres-Durchgängigkeitsraten von 23,6%. Hervorgehoben wurde in solchen Fällen eine akzeptable Extremitätenerhaltungsrate von

62%. So blieb die Empfehlung allogene Vene nur zu implantieren, wenn kein zuverlässigeres Material zur Verfügung steht. Ob die Besiedlung mit autogenen Endothelzellen zu besseren Ergebnissen führt, bleibt abzuwarten. Berichte über 15 implantierte Prothesen liegen vor, wobei die längste Nachbeobachtungszeit 3,5 Jahre beträgt. Von dem Einsatz der allogenen Vene als Dialyseshunt bei Patienten, die zur Nierentransplantation anstehen, wird wegen der Sensibilisierung abgeraten.

Der Einsatz der Nabelschnurvene als Ersatz kleinkalibriger Gefäße geht zurück auf Anzola, Nabseth sowie Yong und Eisemann, die zwischen 1951 und 1962 aufgrund der schlechten physikalischen Eigenschaften und Konservierung des xenogenen Materials unbefriedigende Ergebnisse erzielten [9].

Erst mit Dardik gewann die allogene Nabelschnurvene Bedeutung, wobei die Behandlung der Prothese mit Glutaraldehyd der mit Dialdehydstärke überlegen war. Die gesteigerte Frühthromboserate konnte durch Wechsel der Aufbewahrungslösung (Ethanol) gesenkt werden. 1976 wurde in einer kleinen Pilotstudie die Prothese erstmals implantiert. 12 Jahre später berichtete Dardik über insgesamt 96 Rekonstruktionen oberhalb des Kniegelenkes mit einer 5-Jahres-Durchgängigkeitsrate von 75% und über 357 femoroinfragenuale Bypassverfahren mit einer Durchgängigkeit von 52% nach 5 Jahren [2]. Andere Arbeitsgruppen berichteten bei gleicher Nachbeobachtungszeit über Durchgängigkeitsraten zwischen 42% und 100% beim femorosupragenualen und von 50 – 64% beim femoroinfragenualen Bypass. Eine hohe Versagerquote mit einer Aneurysmarate von maximal 65% führte zur Entwicklung der zweiten Generation. Auch hier wurden Aneurysmen in bis zu 37% beobachtet. Jüngere Publikationen zeigten jedoch, dass die Nabelschnurvene bzgl. der Durchgängigkeit der PTFE-Prothese überlegen ist. So erzielte Johnson nach 5 Jahren mit der Umbilicalvene eine Durchgängigkeitsrate von 60% gegenüber der PTFE Prothese mit 39%. Neufang berichtete über eine sekundäre Offenheitsrate von 75,5% nach Implantation in femoroinfragenualer Position [6]. Wegen der Aneurysmabildung bleibt jedoch eine lebenslange Überwachung notwendig.

Im ersten Weltkrieg erstmals bei akuten Gefäßverletzungen angewandt, fanden die arteriellen Allografts 1952 und 1953 als Ersatz der Aorta Verwendung. Neben einigen erfolgreichen Langzeitergebnissen kam es jedoch zur Aneurysmabildung mit Ruptur sowie zur Degeneration, sodass diese Form des Gefäßersatzes zugunsten der Dacronprothese verlassen wurde. Erst das Verständnis immunologischer Prozesse sowie die Erfahrungen in der Transplantationschirurgie weckten erneutes Interesse an diesem Prothesenmaterial, das zur Behandlung der tiefen Wundinfektion mit Gefäßbeteiligung eingesetzt wurde [14]. Durch die Kryokonservierung konnten die Ergebnisse gegenüber denen bei Verwendung frischer Allografts deutlich verbessert werden. Durch diese Vorbehandlung wiesen die Prothesen bessere mechanische Eigenschaften auf und waren immunologisch relativ inert, sodass Dilatationen und Aneurysmenbildungen wesentlich seltener auftraten [10].

In femoropoplitealer Position zeigte der arterielle Allograft bezogen auf den Extremitätenerhalt akzeptable Langzeitergebnisse bei schlechten Durchgängigkeitsraten von 59,8% nach 1 Jahr, 42,1% nach 3 Jahren und 25,9% nach 5 Jahren [1].

Xenogene Prothesen

Schon sehr früh begann man nach geeigneten Gefäßen anderer Spezies zu suchen, um sie beim Menschen als Prothesen einsetzen zu können. So verpflanzte bereits Hopfner 1903 Kaninchenarterien in einen Hund. Weitere Untersuchungen folgten, scheiterten jedoch am thrombotischen Verschluss der Implantate, Aneurysmenbildung und Abstoßungsreaktionen.

Erst 1954 gelang es Rosenberg und Mitarbeitern eine Gefäßprothese aus der A. carotis von Rindern herzustellen, die über eine enzymatische Behandlung mit Ficin ihre Antigenität verloren [11]. Formalin und dann Dialdehydstärke sorgten für bessere physikalische Eigenschaften durch Quervernetzung der Kollagenfasern. Nach zahlreichen tierexperimentellen Studien wurde diese Prothese erstmals 1962 in femoropoplitealer Position implantiert und war bis zum Tod des Patienten 28 Monate nach der Operation durchgängig. 1982 berichtete Rosenberg über 5-Jahres-Durchgängigkeitsraten von 65 – 70%.

Unter Weiterentwicklung der Idee von Rosenberg wurde von Amgwerd und Sege eine modifizierte xenogene Gefäßprothese aus der A. carotis communis von Kälbern gewonnen und klinisch eingesetzt. Eine relativ hohe Infektionsanfälligkeit und Aneurysmenbildung führte zur Weiterentwicklung und Einführung der 2. Generation. Die Artegraftprothese wurde verstärkt und die Solcoprothese durch Änderung des Herstellungsverfahrens verbessert. Walter stellte 1992 ein weiteres Präparationsverfahren vor.

Insgesamt zeigte die 2. Generation der bovinen Prothesen keinen Vorteil gegenüber der ersten Generation. Durchgängigkeitsraten von 56% nach 5 Jahren beim femoropoplitealen Bypass, oberhalb des Kniegelenkes angeschlossen und von 35 – 37% nach 3 Jahren beim infragenualen Anschluss konnten nicht überzeugen [3]. Eine Früh- und Spätkomplikationsrate von 37% bzw. 35% und eine kumulative Aneurysmarate von 42,6% nach 4 Jahren führten dazu, dass die Prothesen vom Markt zurückgezogen wurden [12].

Die Erprobung von bovinem Perikard oder die Entwicklung einer Prothese aus bovinem Ureter konnten ebenso wenig überzeugen.

Die Kenntnis, dass die Implantation synthetischen Materials zu einer aktiven inflammatorischen Antwort im Körper führt, war Anlass zu einer anderen Entwicklung. So berichtete 1953 Peirce über autogene Gewebsröhren zum Ersatz der Aorta beim Hund, die sich um einen Polyäthylenstab gebildet hatten. Nach enttäuschenden Ergebnissen mit einer Thromboserate von 50% und dem Auftreten von Aneurysmen und Rupturen, entwickelte Sparks eine Prothese, die in femoropoplitealer Position nach 1 – 9 Monaten eine Durchgängigkeitsrate von 90% aufwies, jedoch nach 7 Jahren ebenfalls eine hohe Versagerquote zeigte. Basierend auf diesen Informationen entstand 1981 durch Perloff und Mitarbeiter [9] die ovine Kollagenprothese, deren Weiterentwicklung als Omniflow-I- und II-Prothese Eingang in den Gefäßersatz fand. Die mit einem Dacronnetz verstärkte Prothese wurde in Glutaraldehyd stabilisiert und in 50%iger Ethanollösung aufbewahrt. Während die ersten Ergebnisse mit der Omniflowprothese eine Durchgängigkeitsrate von 30% nach 4 Jahren zeigten, führte die stetige Verbesserung der Prothese zu einer Steigerung der Rate auf 68%. 1992 beschrieb Wagner aus Wien erstmals ein Aneurysma einer als femoropoplitealer Bypass implantierten Omniflowprothese. Ein größeres Patientenkollektiv wurde von Koch 1997 vorgestellt, der über insgesamt 274 implantierte Porthesen mit einer primären (sekundären) Durchgängigkeitsrate für den femorosupragenualen Bypass von 61,9% (76,3%) bei guter Unterschenkelstrombahn berichtete und von 44% (64,7%) bei schlechtem „run-off". Für den infragenualen Bypass lagen diese Zahlen bei 55,4% (59,2%) bzw. 35,3% (46,1%). Aneurysmen wurden bei 3 Prothesen (1,1%) beobachtet [4]. Die Frühthromboserate ist mit 28 % sehr hoch. Weitere Erfahrungsberichte mit größeren Patientenkollektiven fehlen, sodass davon auszugehen ist, dass die Omniflow-II-Prothese nur noch vereinzelt eingesetzt wird.

„Tissue engineering" – ein neuer Weg?

Die Suche nach geeignetem Material zum Gefäßersatz wurde in den letzten Jahren durch Versuche zur In-vitro-Herstellung von Gefäßen erweitert. Eine Matrix aus azellulärem biologischen Gewebe (vorbehandelte Schweineaorta) oder synthetischem Material (resorbierbare Polymere) wurde mit humanen oder ovinen Endothelzellen besiedelt und in einen Perfusionskreislauf eingesetzt. Die Prothesen zeigten eine ausreichende hämodynamische Stabilität bei guten Handhabungseigenschaften. Auch das Auftragen einer Suspension aus glatten Muskelzellen aus der Media der Rinderaorta auf eine resorbierbare Trägermatrix unter pulsatilem Fluss führte nach 8 Wochen zu Gefäßen, die mit der nativen Arterie vergleichbar waren, zumal auf der inneren Oberfläche problemlos bovine Endothelzellen angesiedelt werden konnten. Anschließend wurden diese Gefäße im Tierversuch erprobt und blieben bis zur Explantation durchgängig [7]. Auch die Verwendung eines resorbierbaren Kunststoffgerüstes, beschichtet mit einer Zellsuspension aus der Vena femoralis von Hunden als Ersatz der Vena cava inferior, zeigte nach 6 Monaten Implantationszeit eine völlige Resorption des Polymers unter Ausbildung einer Gefäßwand, die der der originären Vena cava inferior ähnelte [15]. Kürzlich berichtete eine Arbeitsgruppe vom MIT über die Züchtung von Endothelzellen aus embryonalen Stammzellen [5]. Ähnliche Entwicklungen sind aus der Herzchirurgie bekannt, wo die ersten vorklinischen Implantationen von in vitro gezüchteten Herzklappen vielversprechend verlaufen sind. Doch sind noch zahlreiche Versuche notwendig und ethische Probleme zu lösen, bis auf diesem Gebiet einsetzbare Materialien zur breiten Anwendung zur Verfügung stehen.

Zusammenfassung

Zahlreiche biologische Bypassmaterialien als Alternative zur autologen Vene wurden entwickelt, tierexperimentell erprobt und klinisch eingesetzt. Abstoßung und Degeneration führten zu einer relativ hohen Versagerquote. Während die Nabelschnurvene als brauchbarer Ersatz bei fehlendem autogenen Material angesehen werden kann mit akzeptablen Langzeitergebnissen, ist der Einsatz der allogenen Vene nur zu rechtfertigen, wenn kein besseres Material zur Verfügung steht. Beim infizierten Bypass hat sich die allogene Arterie als Ersatzmaterial der Wahl etabliert. Die ersten Versuche auf dem Gebiet des „tissue engineering" sind vielversprechend, benötigen aber noch Jahre, bis eine breite klinische Anwendung möglich scheint.

Literatur

1. Albertini JN, Barral X, Branchereau A, Favre JP, Guidicelli H, Magnan PE (2000) Long-term results of arterial allografts below-knee bypass grafts. For limb salvage: a retrospective multicenter study. J Vasc Surg 31 (3): 426–435

2. Dardik H, Ibrahim IM, Sussman BC, Kahn M, Dardik I (1982) Glutaraldehydetanned human umbilical vein grafts. In: Stanley JC (ed) Biologic and synthetic vascular prostheses. Grune & Stratton, New York, London
3. Holdsworth RJ, Naidu S, Gervaz P, McCollum PT (1997) Glutaraldehydetanned bovine carotid artery graft for infrainguinal vascular reconstruction: 5-years follow-up. Eur J Vasc Endovasc Surg 14 (3): 208–211
4. Koch G, Gutschi S, Pascher O, Fruwirth H, Glanzer H (1997) Analysis of 274 omniflow vascular prostheses implanted over an eight-year period. Aust N Z J Surg 67 (9): 637–639
5. Levenberg S, Golub JS, Amit M, Itskovitz-Eldor J, Langer R (2002) Endothelial cells derived from human embryonic stem cells. Proc Natl Acad Sci USA 99 (7): 4391–4396
6. Neufang A, Schmiedt W, Kopp H, Dorweiler B, Reinstadler J, Oelert H (2000) Der kniegelenküberschreitende femoropopliteale Bypass mit der glutaraldeydfixierten denaturierten menschlichen Nabelschnurvene (Dardik-Biograft) – Erfahrungen mit der modifizierten Prothese. Gefäßchirurgie 5: 91–98
7. Niklason LE, Gao J, Abbott WM, Hirschi KK, Houser S, Marini R, Langer R (1999) Functional arteries grown in vitro. Science 284: 489–903
8. Ochsner JL, Lawson JD, Eskind SJ, Mills NL, DeCamp PT (1984) Homologous veins as an arterial substitute: long-term results. J Vasc Surg 1 (2): 306–313
9. Perloff LJ (1982) Vascular allografts. In: Stanley JC (ed) Biologic and synthetic vascular prostheses. Grune & Stratton, New York, London
10. Reber PU, Stauffer E, Kipfer B, Kniemeyer HW (1999) Kryopräservierte arterielle Homografts. Zentralbl Chir 124: 530–534
11. Rosenberg N (1982) Dialdehyde starch-tanned bovine Heterografts. In: Stanley JC (1982) Biologic and synthetic vascular prostheses. Grune & Stratton, New York, London
12. Schröder A, Imig H, Peiper U, Neidel J, Peterei A (1998) Results of a bovine collagen vascular graft (solcograft-P) in infra-inguinal positions. Eur J Vasc Surg 2 (5): 315–321
13. Streinchenberger R, Barjoud H, Adeleine P, Larese A, Nemoz C, Chatelard P, Nedey C, Sabben F, Ganichot F, Jurus C (2000) Venous allografts preserved at 4 degrees C for infrainguinal bypass: long-term results from 170 procedures. Ann Vasc Surg 14 (6): 553–560
14. Verhelst R, Lacroix V, Vraux H, Lavigne JP, Vandamme H, Limet R, Nevelsteen A, Bellens B, Vasseur MA, Wozniak B, Goffin Y (2000) Use of cryopreserved arterial homografts for management of infected prosthetic grafts: a multicentric study. Ann Vasc Surg 14: 602–607
15. Watanabe M, Shinòka T, Tohyama S, Hibino N, Konuma T, Matsumura G, Kosaka Y, Ishida T, Imai Y, Yamakawa M, Ikada Y, Morita S (2001) Tissue-engineered vascular autograft: inferior vena cava replacement in a dog model. Tissue Eng 7 (4): 429–439

Für die Verfasser:
Prof. Dr. med. R. Schmidt
Chirurgische Klinik St. Johannisstift
Reumontstr. 28
33102 Paderborn

Adjuvante Verfahren beim Stenting

B. STECKMEIER
Gefäßzentrum – Gefäßchirurgie, Chirurgische Poliklinik, LMU München

Einleitung

Rekonstruktive Therapieoptionen bei bi-(uni-)iliakaler Verschlusskrankheit sind mannigfaltig und beinhalten den aortoiliakalen oder -femoralen Bypass, den iliakofemoralen Bypass uni- oder bilateral, den axillo-(uni-)bifemoralen Bypass, retrograde (halb/offene) Thrombendarteriektomieverfahren sowie Kombinationsmethoden [15, 17, 18–22].

Seit der Einführung durch C. Dotter [6] und der Entwicklung des Doppellumenkatheters durch A. Grünzig [7] ist besonders die iliakale Ballonangioplastie (IBA) zur Therapie fokaler Beckenarterienstenosen sicher und effektiv durchführbar.

In einer Metaanalyse von 2697 Patienten mit IBA betrug die 5-Jahres-Offenheitsrate 72% [3].

Nach primärer iliakaler Stentapplikation konnten Palmaz et al. [10] die klinische Erfolgsrate zusätzlich auf 86,6% nach 43 Monaten steigern. Auch andere Autoren berichten von einer Besserung der Durchgangsraten nach stentoptimierter Angioplastie iliakaler Stenosen [4].

In einer Zusammenschau der Literatur kann postuliert werden, dass durch die iliakale Stentimplantation die Durchgängigkeitsrate im Vergleich zur alleinigen Ballondilatation von 60% auf etwa 70% nach 5 Jahren gesteigert werden kann [24].

Die Erfahrungen und ausgezeichneten Langzeitergebnisse der perkutanen iliakalen Stentimplantation können adjuvant genutzt und umgesetzt werden zur Optimierung der Einstrombahn bei proximalen iliakalen Einengungen in Kombination mit distalen Rekonstruktionsverfahren, wie z.B. der Anlage eines Cross-over-Bypasses oder einer Leistenrekonstruktion [15, 18–21].

Grundsätzlich können angioplastische Eingriffe und gefäßchirurgische Maßnahmen einzeln für sich je nach klinischem Stadium der arteriellen Verschlusskrankheit isoliert, bei Bedarf in Kombination, simultan in einer Sitzung einzeitig oder sukzessiv in zeitlichem Abstand vor- oder hintereinander erfolgen.

Diese Übersicht soll Indikationen präsentieren, bei denen die iliakale Stentapplikation in einzeitiger Kombination mit distalen Rekonstruktionsverfahren aufgrund der einfachen Machbarkeit, der hohen technischen Erfolgsrate und der guten Langzeitresultate praktikabel und sinnvoll erscheint.

Indikationen

Im Wesentlichen haben sich aus der Fülle von möglichen Kombinationsformen der Stentapplikation mit gefäßchirurgischer Rekonstruktion im Becken- und Leistenbereich 2 Verfahren bewährt:

Bei umschriebenen, fokalen Stenosen der A. iliaca communis und langstreckigen Obliterationen der kontralateralen Beckenarterie kann ein extraanatomischer Cross-over-Bypass sinnvoll erscheinen, wenn vorher oder gleichzeitig die Einstrombahn dauerhaft angioplastisch saniert wird.

Wir favorisieren in diesen Fällen die transprothetische retrograde, dynamische, d. h. unter freigegebenem Blutstrom durchgeführte, iliakale Angioplastie über das distale Ende der Cross-over-Prothese vor Fertigung der zweiten kontralateralen Ausstromanastomose (s. Methodik).

Eine weitere Indikation zur intraoperativen iliakalen stentoptimierten Angioplastie ergibt sich bei additiv ipsilateral vorhandenen femoralen obstruktiven Läsionen.

Als Voraussetzung und zur Sicherung des Rekonstruktionserfolges muss für diese oben angeführten Kombinationsverfahren die iliakale Läsion zur Angioplastie geeignet sein und definiert werden.

Zur Charakteristik der uni- und bilateralen iliakalen Läsionen eignet sich besonders die TASC-Stratifizierung [24].

Als besonders geeignet zur intraoperativen Angioplastie sind TASC-Typ A-Stenosen der A. iliaca communis. Diese Stenosen haben eine Gesamtlänge von < 3 cm und zeigen bei entsprechender Angioplastie (Stentapplikation) ausgezeichnete Langzeitergebnisse.

TASC-Typ A (seltener-Typ B)-Stenosen der A. iliaca communis und TASC-Typ D (seltener -Typ-C)-Verschlüsse der iliakalen kontralateralen Seite stellen eine Hauptindikation dar zur iliakalen Stentapplikation, kombiniert mit einem iliakofemoralen Cross-over-Bypass.

Bei Lokalisation der TASC-Typ A-Stenose im Bereich der Iliakalbifurkation oder weiter distal in der A. iliaca externa wird zur Kombination ein femorofemoraler Bypass gewählt.

Eine weitere Indikation der Kombinationsbehandlung ergibt sich bei proximalen iliakalen Läsionen und Obstruktionen im Leistenbereich. Auch hier ist eine TASC-Typ A-Stenose (Länge < 3 cm) der A. iliaca communis Voraussetzung für einen dauerhaften Rekanalisationserfolg nach intraoperativer Stentapplikation in Kombination mit einer Desobliteration der Femoralisbifurkation.

Methodik

Zur transprothetischen Angioplastie fokaler proximaler (aorto-)iliakaler Stenosen (TASC-Typ A) wird zunächst die distale A. iliaca externa über eine etwas schräg verlaufende suprainguinale Inzision retroperitoneal freigelegt und die proximale Bypassanastomose (z. B. 8 mm ringverstärktes PTFE oder Dacron) gefertigt. Der heparinisierte Blutstrom wird danach freigegeben in die Extremität und in den distal passager geklemmten oder ligierten Bypass.

Die passagere Implantation der Angioplastieschleuse (z. B. 9 F zur Aufnahme stentmontierter Ballondilatationskatheter) erfolgt vorzugsweise nicht über das offene distale Bypassende, sondern über eine Punktion der Prothese im distalen Bereich nach Seldinger-Technik. Die Schleuse wird adäquat, wie beim perkutanen Vorgehen in die distale Prothesenwand, etwas proximal der endständigen Bypassligatur eingebracht. Es kann dann nochmals über einen Seitenarm mit Heparin-Kochsalz-Lösung gespült werden. Aufgrund der konischen Form der meisten Angioplastieschleusen im Bereich des Seitenarmes hat es sich nicht bewährt diese über das noch offene Ende des Bypasses einzuführen, da die Ligatur häufig abrutscht und somit ein Abdichten meist nicht zu erzielen ist. Bei Einbringen der Angioplastieschleuse via Seldinger-Technik schließt sich die Prothese über dem Punktionskanal bzw. über die Schleuse, sodass ein Blutaustritt nicht zu erwarten ist [2].

Nach passagerer Implantation der Schleuse in den distalen Cross-over-Bypass muss die aortobiiliakale Region angiographisch sichtbar gemacht werden. Dies gelingt meist durch Injektion von Kontrastmittel über den Seitenarm der Angioplastieschleuse. Voraussetzung dafür ist aber ein kurzzeitiges Abklemmen der A. iliaca externa distal der proximalen Bypassanastomose. Somit wird gewährleistet, dass das Kontrastmedium nach oben strömt und nicht über die Extremität abfließt. Besonders gut gelingt dieses Verfahren bei verschlossener innerer Beckenschlagader.

Falls es nicht gewünscht ist, die distale A. iliaca externa unterhalb der proximalen Bypassanastomose abzuklemmen, kann auch über die liegende Schleuse eine transprothetische Angiographie durchgeführt werden. Zunächst wird ein Führungsdraht über das Hämostaseventil der Schleuse eingebracht und transprothetisch transiliakal bis in die Aorta abdominalis hochgeschoben. Darüber wird dann ein Pigtailkatheter platziert. Über diesen Katheter schließlich wird, wie bei allen Angiographien, Kontrastmittel injiziert. Hierbei gelingt eine optimale Sichtbarmachung der aortoiliakalen Region. In Road-map-Technik kann dann die retrograde, transprothetische Angioplastie erfolgen. Hierbei ist es nicht nötig die Arterie zu okkludieren. Die Stentapplikation erfolgt dynamisch, d. h. bei offener aortoiliakofemoraler Strombahn.

Würde die Angioplastie transiliakal durch direkte offene Punktion der A. iliaca externa vor Anlage der proximalen Bypassanastomose erfolgen, so müsste erstens die Schleuse in die Arterie eingeführt werden, was immer die Gefahr der Traumatisierung des Gefäßes beinhaltet. Zum Zweiten müsste bei diesem Vorgehen das Angioplastiesegment zur Fertigung der proximalen Anastomose von der Zirkulation ausgeschlossen werden. Dies hätte insbesondere bei vorbestehendem Verschluss der A. iliaca interna negative Folgen im Sinne einer potenziellen Thrombosierung der proximalen angioplastisch erweiterten Strombahn. Es ist darauf zu achten einen möglichst kontrastgebenden Stent (z. B. 4 cm lang und bis 12 mm aufdehnbar) zu wählen. Der Stent wird auf einen Dilatationskatheter (7 – 12 mm Durchmesser) montiert, entlang des Führungsdrahtes (Terumo) retrograd über die Bypassschleuse transprothetisch platziert und im Bereich der Stenose entsprechend aufgedehnt.

Durch festes manuelles Anpassen der Stenthülse auf den Ballon kann eine Migration des Stents (Abrutschen vom Ballon) vermieden werden.

Die proximale Bypassanastomose kann in den meisten Fällen ohne Widerstand bei liegendem Führungsdraht passiert werden. Bewährt hat sich dabei den Bypass etwas nach distal zu strecken, um Knickbildungen beim Vorschub des Systems zu vermeiden.

Bei diesem Vorgehen der primären Stentapplikation ist eine Okklusion der Arterie nicht erforderlich. Die Angioplastie erfolgt unter dynamischen Bedingungen, d. h. bei freigegebener Blutströmung. Nach angiographischer Abschlusskontrolle des angioplastierten iliakalen Segmentes wird das schleusentragende distale Bypassende entfernt und der approximierte (längenangepasste) Bypass je nach anatomischen Voraussetzungen subkutan oder submuskulär prävesikal zur Gegenseite geführt und dort mit der Femoralisbifurkation anastomosiert.

Zu diesem Vorgehen kann auch ein femorofemoraler Bypass gewählt werden. Voraussetzung ist allerdings ebenfalls ein möglichst S-förmiger Verlauf im proximalen

Abschnitt. Dieser kann meist erzielt werden durch die Anlage der proximalen Anastomose unterhalb oder nahe des Leistenbandes. Hierbei ist allerdings ein Abknicken im proximalen Bypassdrittel unbedingt zu vermeiden. Der femorofemorale Bypass kann insbesondere auch dann Verwendung finden, wenn im Leistenbereich der Spenderseite arteriosklerotische Engstellen vorhanden sind. Diese können dann ebenfalls in einer Sitzung saniert werden.

Eine zweite Indikation der intraoperativen proximalen iliakalen stentoptimierten Angioplastie ergibt sich bei additiv vorhandenen Obstruktionen im ipsilateralen Leistenbereich. In diesen Fällen kann die proximale iliakale Stenose nicht über eine ipsilaterale perkutane Leistenpunktion erreicht werden. Bei bilateralen femoralen Veränderungen ist auch ein Cross-over-Manöver zur perkutanen Angioplastie nicht sinnvoll. Bewährt hat sich die intraoperative simultane iliakale Stentapplikation in Kombination mit der distalen Rekonstruktion der Femoralisgabel.

Dazu kann auf zweierlei Art und Weise vorgegangen werden. Bei offener A. iliaca interna ist es durchaus möglich und sinnvoll nach Freilegung der Leistenregion die A. femoralis communis in üblicher Weise kurz unterhalb des Leistenbandes zu punktieren und die Angioplastieschleuse einzubringen. Auch hier muss darauf geachtet werden die Schleuse unbedingt über einen Führungsdraht vorzuschieben, um Dissektionen zu verhindern. Danach kann der proximale Einstrombereich wie üblich angioplastisch erweitert werden. Nach iliakaler Stentapplikation erfolgt dann in gleicher Sitzung die Rekonstruktion der Femoralisgabel. Das Vorgehen ist auch bei Verschluss der A. iliaca interna machbar, jedoch muss bedacht werden, dass während der Rekonstruktion der Femoralisgabel eine stehende Blutsäule entsteht und entsprechend heparinisiert werden muss. Schließlich kann die proximale iliakale Stenose auch nach oder über einen noch offenen Bezirk der Patchplastik erfolgen. Es soll somit vermieden werden, dass sich im noch thrombogenen Angioplastiesegment Thromben anlagern, die zu etwaigen Komplikationen führen können.

Sowohl beim transprothetischen als auch beim offenen transfemoralen Vorgehen spielt im Gegensatz zur PTA die Größe der Angioplastieschleuse eine untergeordnete Rolle. Zur Aufnahme größerer Dilatationskatheter können problemlos 9-F-Schleusen implantiert werden. Wie oben angeführt, muss aber die Schleuse dringend über einen liegenden Draht platziert werden, um Dissektionen der Arterie zu vermeiden.

Ergebnisse

Die sekundäre assistierte Offenheitsrate von 58 Stents bei TASC-Typ A-Läsionen (< 3 cm) der A. iliaca communis in Kombination mit 49 iliakofemoralen 8 mm ringverstärkten PTFE-Bypässen betrug nach 1,3 und 5 Jahren 94,4, 95,9 und 76,3%.

Bei 3 Patienten kam es nach 3, 8 und 21 Monaten jeweils zu einem Verschluss des iliakalen Angioplastiesegmentes mit Okklusion des Cross-over-Bypasses und zum Auftreten einer akuten Ischämie beider unterer Extremitäten. In allen 3 Fällen musste eine dringliche Revaskularisierung durch Anlage einer Bifurkationsprothese erfolgen, wobei 1 Patient postoperativ wegen eines Myokardinfarktes verstarb.

Die assistierte sekundäre Offenheitsrate der iliakalen Stentapplikation (n = 47) bei Patchplastik der Femoralisgabel betrug nach 1, 3 und 5 Jahren 91,7, 80,2 und 77,3%.

Diskussion

Nachdem Vetto [25] 1962 erstmals eine unilaterale iliakale Obstruktion mit einem subkutanen femorofemoralen Bypass behandelt hat, gelang es Porter et al. 1973 [14] erstmals diesen Eingriff zu kombinieren mit einer Dilatation der proximalen iliakalen Einstrombahn. Seither ist die extraanatomische Ravaskularisierung der unteren Extremität zu einem festen Bestandteil geworden im Behandlungsspektrum der Gefäßchirurgie und zeigt Offenheitsraten zwischen 55% und 92% mit einer operativen Mortalitätsrate von 0 – 6,2% [5, 8, 9, 11–13, 16].

Iliakale Angioplastie im Einstrombereich und Cross-over-Bypass können ein- oder zweizeitig erfolgen.

Beim transprothetischen Vorgehen treten keine punktionstypischen Komplikationen wie bei der perkutanen Applikation auf, sodass Gefäßverletzungen, wie z.B. das Aneurysma spurium, die AV-Fistel und Dissektionen oder retroperitoneale Blutungen sicher vermieden werden. Die perkutane Schleusenapplikation kann insbesondere bei voroperierter Leiste oder bei adipösen Patienten schwierig und mit Komplikationen behaftet sein. Die Größe der Angioplastieschleuse spielt bei der passageren Implantation am Bypassende zur transprothetischen Angioplastie keine Rolle.

Das transprothetische Verfahren eignet sich auch bei der Anlage eines femorofemoralen Bypasses. Dieser wird häufig bei zusätzlichen Läsionen im Bereich der Femoralisbifurkation gewählt. Hier kann dann neben der iliakalen Angioplastie die Femoralisbifurkation der Spenderseite saniert werden.

Voraussetzung für den Erfolg dieser Kombinationsbehandlung ist eine exakte Indikationsstellung im Sinne einer strengen Patientenselektionierung. Es sollten bevorzugt Stenosen vom TASC-Typ A behandelt werden, die < 3 cm sind. In diesen Fällen beträgt die technische Erfolgsrate nahezu 100%. Darüber hinaus sind ekzellente Langzeitergebnisse zu erwarten.

Beim transprothetischen Vorgehen erfolgt die Angioplastie wie bei der PTA dynamisch, d.h. ohne Unterbrechung des Blutstromes.

Die Kombination der iliakalen Angioplastie mit distaler Rekonstruktion kann besonders bei Anlage eines Cross-over-Bypasses zur Steigerung der Flussrate im Angioplastiesegment führen und damit protektiv auf dieses wirken.

Obwohl Tetteroo et al. [23] 1998 in einer prospektiven und randomisierten Studie zeigen konnten, dass zwischen den Ergebnissen des primären iliakalen Stentings und der sekundären (selektiven) Stentplatzierung zu einem späteren Zeitpunkt keine statistisch signifikanten Unterschiede bestehen, favorisieren wir die primäre Stentanlage. Rezidivstenosen nach alleiniger Ballondilatation treten im Vergleich zur primären Stentanlage häufiger auf und können damit distale gefäßchirurgische Rekonstruktionen häufiger gefährden.

Beim sekundären Stenting, d.h. bei Entwicklung von Rezidivstenosen nach alleiniger Dilatation, müssen bei entsprechender vorhergehender Kombinationsbehandlung zudem häufiger voroperierte Regionen sekundär passiert werden. Dies gilt insbesondere bei Kombinationen aus iliakaler Angioplastie und Leistenpatch.

Nachteile für das proximale iliakale Angioplastieverfahren in Kombination mit einem Cross-over-Bypass ergeben sich dann, wenn sich das iliakale Angioplastiesegment akut verschließt und somit bei entsprechender Okklusion des Cross-over-Bypasses eine kritische Beinischämie droht. In diesen Fällen sind immer beide unteren Extremitäten betroffen im Gegensatz zum meist unilateralen Schenkelverschluss nach

Anlage einer Bifuraktionsprothese. Die Komplikation beinhaltet meist die dringliche gefäßchirurgische Revaskularisierung entweder durch das Anlegen einer aorto-bidistalen Prothese oder durch einen axillobifemoralen Bypass. Dringliche Operationen bei Risikopatienten sind naturgemäß mit einem höheren Morbiditäts- und Mortalitätsrisiko behaftet.

Bei Beachtung der strengen Indikation mit vorzugsweiser Angioplastie von TASC-Typ A-Stenosen werden aber andererseits exzellente Langzeitergebnisse erzielt, sodass diese Komplikationsmöglichkeit eher eine Rarität darstellt.

Auch AbuRahma et al. [1] erzielten hervorragende Langzeitresultate bei simultaner oder sukzessiver perkutaner Angioplastie iliakaler Stenosen mit einer Gesamtlänge von < 5 cm in Kombination mit einem femorofemoralen Cross-over-Bypass. So betrugen die sekundären Offenheitsraten bei Stenosen < 5 cm 85,3 % nach 5 Jahren im Vergleich zu 30,77 % bei Stenosen > 5 cm. Diese Autoren bevorzugten allerdings die sekundäre Stentapplikation.

Bei sukzessivem Vorgehen wird zunächst die iliakale Stenose perkutan behandelt. In einem zweiten Schritt erfolgt dann die distale Rekonstruktion. Die zeitlich versetzte Therapie mit zuerst durchgeführter PTA der iliakalen Stenose erfordert die Unterbrechung der Therapie mit Antikoagulation oder Aggregationshemmern vor dem zweiten gefäßchirurgischen Eingriff (Cross-over-Bypass oder Patchplastik).

Durch simultanes Vorgehen können auch Infektionsraten im Leistenbereich, wie sie bei gefäßchirurgischer Rekonstruktion kurz nach PTA auftreten können, sicher vermieden werden.

Bei Verwendung von kontrastgebenden Stents, die auch mit kleineren DSA-Anlagen im Operationsraum (z. B. Siremobil 2000) gut sichtbar sind, ist es meist nicht erforderlich die iliakale Angioplastie in der „radiologischen Suite" vorzunehmen.

Die Angioplastie iliakaler Stenosen sollte nicht bereits bei der diagnostischen Angiographie erfolgen. Die interdisziplinäre Therapieentscheidung führt in der Regel zu besseren Behandlungsergebnissen für den Patienten.

Schließlich soll nicht unerwähnt bleiben, dass intraoperative Kombinationsbehandlungen aus Angioplastie und gefäßchirurgischer Rekonstruktion kostengünstiger [1] sind und auch wegen der verkürzten Verweildauer für den Patienten einen besonderen Service darstellen.

Literatur

1. AbuRahma AF, Robinson PA, Cook CC, Hopkins ES et al. (2001) Selecting patients for combined femorofemoral bypass grafting and iliac balloon angioplasty and stenting for bilateral iliac disease. J Vasc Surg 33: 93–99
2. Allenberg J (1997) persönlich
3. Becker GJ, Katzen BT, Dake MD (1989) Noncoronary angioplasty. Radiology 170: 921–940
4. Bosch JL, Hunink MGM (1997) Metaanalysis of the results of percutaneous transluminal angioplasty and stent placement for aortoiliac occlusive disease. Radiology 204: 87–96
5. Criado E, Burnham SJ, Tinsley EA Jr, Johnson G Jr, Keagy BA (1993) Femorofemoral bypass graft: analysis of patency and factors influencing long-term outcome. J Vasc Surg 18: 495–505
6. Dotter CT, Judkins MP (1964) Transluminal treatment of arteriosclerotic obstruction. Circulation 30: 654–70
7. Grünzig A (1976) Die perkutane Rekanalisation chronischer arterieller Verschlüsse mit einem doppellumigen Dilatationskatheter (Dotter-Prinzip). Fortschr Röntgenstr 124: 80–84
8. Harrington ME, Harrington EB, Haimov M, Schanzer H, Jacobson JH II (1992) Iliofemoral versus femorofemoral bypass: the case for an individualized approach. J Vasc Surg 16: 841–854

9. Ng RLH, Gillies TE, Davies AH, Baird N, Horrocks M (1992) Iliofemorals versus femorofemorals bypass: a 6-year audit. Br J Surg 79: 1011–1013
10. Palmaz JC, Laborde JC, Rivera FJ, Encarnacion CE, Lutz JD, Moss JG (1992) Stenting of the iliac arteries with the Palmaz stent: experience from a multicenter trial. Cardiovasc Intervent Radiol 15: 291–297
11. Perler BA, Burdick JF, Williams GM (1991) Femorofemoral or iliofemorals bypass for unilateral inflow reconstruction? Am J Surg 161: 426–430
12. Peterkin GA, Belkin M, Cantelmo NL et al. (1990) Combined transluminal angioplasty and infrainguinal reconstruction in multilevel atherosclerotic disease. Am J Surg 160: 277–279
13. Piotrowski JJ, Pearce WH, Jones DN et al. (1988) Aortobifemoral bypass: The operation of choice for unilateral iliac occlusion? J Vasc Surg 8: 211–218
14. Porter JM, Eidemiller LR, Dotter CT et al. (1973) Combined arterial dilatation and femorofemoral bypass for limb salvage. Surg Gyn Obst 137: 409–412
15. Schmölder A, Steckmeier B, Küffer G, Spengel F, Schweiberer L (1995) Arterielle Revaskularisation und intraoperative transluminale Angioplastie (ITA) In: Maurer PC, von Sommoggy S (Hrsg) Gefäßchirurgie im Fortschritt. Blackwell Wiss Verlag, Berlin S 257–259
16. Schneider JR, Besso SR, Walsh DB, Zwolack RM, Cronenwett JL (1994) Femorofemoral versus aortobifemoral bypass: outcome and hemodynamic results. J Vasc Surg 19: 43–57
17. Steckmeier B, Küffer G, Parzhuber A, Stollmann F, Reininger C, Schweiberer L (1997) Die Technik der Schleusenimplantation zur intraoperativen Angioplastie. Gefäßchirurgie 2: 35–42
18. Steckmeier B, Küffer G, Schmölder A, Huber R, Reininger C, Spengel FA (1991) Adjuvante Angioplastie bei simultaner gefäßchirurgischer Rekonstruktion. Angio 13; 3: 77–88
19. Steckmeier B, Küffer G, Spengel FA, Schmölder A, Reininger C, Schweiberer L (1993) Indikation und Ergebnisse der adjuvanten intraoperativen Angioplastie und Angioskopie. Angio 15: 112–126
20. Steckmeier B, Parzhuber A, Reininger C, Spengel FA, Wolfertz C, Küffger G, Schweiberer L (1995) Combined endoluminal and surgical vascular reconstruction. In: Horsch S, Claeys L (eds) Critical limb ischemia. Steinkopff, Darmstadt, pp 105–114
21. Steckmeier B, Parzhuber A, Verrel F, Kellner W, Reininger C (1998) Simultaneous vascular and endovascular surgery of complex vascular diseases. Langenbecks Arch Chir Suppl Kongressbd 115: 532–537
22. Steckmeier B (1997) Intraoperative Kombinationsverfahren. In: Allenberg J, Raithel D (Hrsg) Manual des 1. endovaskulären Trainingskurses für Gefäßchirurgen. Springer-Verlag Heidelberg, S 18-54
23. Tetteroo E, Van der Graaf Y, Bosch AD et al. (1998) Randomized comparison of perimary stent placement versus angioplasty with selective stent placement in patients with iliac artery obstructive disease. Lancet 351: 1153–1159
24. TransAtlantic Inter-Society Consensus (TASC) (2000) J Vasc Surg 31 (1, 2): p 100–101
25. Vetto RM (1962) The treatment of unilateral iliac artery obstruction with a transabdominal subcutaneous femorofemoral graft. Surgery 52: 542–545

Anschrift des Verfassers:
Prof. Dr. med. B. Steckmeier
Gefäßzentrum – Gefäßchirurgie
Chirurgische Poliklinik
LMU München
Pettenkoferstraße 8a
80336 München